101
USOS INCREÍBLES
del
JENGIBRE

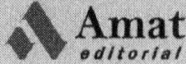

Amat Editorial, sello editorial especializado en la publicación de temas que ayudan a que tu vida sea cada día mejor. Con más de 400 títulos en catálogo, ofrece respuestas y soluciones en las temáticas:

- Educación y familia.
- Alimentación y nutrición.
- Salud y bienestar.
- Desarrollo y superación personal.
- Amor y pareja.
- Deporte, fitness y tiempo libre.
- Mente, cuerpo y espíritu.

E-books:
Todos los títulos disponibles en formato digital están en todas las plataformas del mundo de distribución de e-books.

Manténgase informado:
Únase al grupo de personas interesadas en recibir, de forma totalmente gratuita, información periódica, newsletters de nuestras publicaciones y novedades a través del QR:

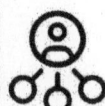

Dónde seguirnos:
 | @amateditorial

  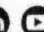 | Amat Editorial

Nuestro servicio de atención al cliente:
Teléfono: **+34 934 109 793**

E-mail: **info@profiteditorial.com**

SUSAN BRANSON

101
USOS INCREÍBLES
del
JENGIBRE

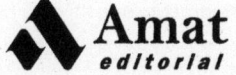

La edición original de esta obra ha sido publicada en inglés por Familius, con el título *101 amazing uses for ginger*, de Susan Branson.

© Susan Branson, 2025
© Profit Editorial I., S.L., 2025
  Amat Editorial es un sello de Profit Editorial I., S.L.
  Travessera de Gràcia, 18-20, 6.º 2.ª. 08021 Barcelona

Diseño de cubierta: XicArt
Maquetación: Jordi Villafranca Baldrich

ISBN: 978-84-19870-82-7
Depósito legal: B 15629-2025
Primera edición: Octubre de 2025
Traducción, adaptación y revisión a cargo del Equipo editorial de Amat

Impresión: Gráficas Rey
Impreso en España – *Printed in Spain*

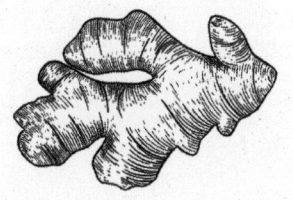

ÍNDICE

INTRODUCCIÓN
¿QUÉ ES ESTA RAÍZ NUDOSA?

—

La mayoría conoce el jengibre como el polvo de color amarillento de la sección de especias del supermercado. Es de la misma familia que la cúrcuma y el cardamomo, otras especias igualmente conocidas. En fresco, tiene una piel entre beis y marrón que recubre unas proyecciones nudosas en forma de dedos. Estas proyecciones se llaman «rizomas»: los tallos horizontales que se encuentran bajo tierra y de los que crecen tanto el tallo erguido como las raíces de la planta. Bajo esa piel se encuentra la pulpa, de color marfil a amarillo y muy aromática. Al cortarla, un intenso olor alimonado y acre inunda el aire.

La raíz de jengibre se encuentra en tiendas de todo el mundo, pero es originaria de los climas más cálidos de Asia —sobre todo de la India y China—, aunque actualmente se cultiva en Australia, Brasil, Jamaica, África occidental y algunas zonas de Estados Unidos. Es una planta perenne, por lo que brota todos los años. Tiene hojas largas y estrechas de color verde y flores de color verde y púrpura que se parecen un poco a las orquídeas.

El rizoma del jengibre contiene más de ciento quince componentes químicos, de los cuales al menos catorce son bioactivos. Los principales grupos de compuestos bioactivos se denominan «gingeroles» y «shogaoles», y la cantidad de cada uno de ellos depende de dónde se haya cultivado el jengibre, del proceso al que se lo someta y de la forma final: fresco, seco o procesado.

Los gingeroles en particular son los que le dan su sabor picante y se cree que son responsables de la mayoría de los beneficios farmacológicos, que es la razón por la que el jengibre puede tener un impacto tan variado y significativo en nuestro cuerpo. El jengibre se metaboliza y se absorbe fácilmente tras su ingestión,[1] lo que significa que se descompone en sus elementos químicos para que nuestro organismo pueda aprovecharlos. No es de extrañar, por tanto, que algunos de sus beneficios terapéuticos sean tan variados. Entre sus propiedades más destacadas se encuentran las antiinflamatorias, antioxidantes, antieméticas (contra las náuseas), analgésicas (combate el dolor), antipiréticas (baja la fiebre), antitusivas (elimina la tos) y antibióticas. Este libro muestra cómo utilizar el jengibre para tratar una amplia variedad de afecciones, desde resfriados hasta cáncer, y cómo emplearlo eficazmente en tratamientos de belleza naturales.

¿DE DÓNDE PROCEDE?
—

Codiciado y cultivado desde hace cinco mil años, el jengibre ha resistido el paso del tiempo. Nuestros antepasados ya lo usaban, y con motivo. Originarios de las hermosas selvas del sur de Asia, se cree que los pueblos de la India y China fueron los primeros en utilizar el jengibre para tratar sus dolencias y para dar sabor a sus comidas y bebidas. Los documentos chinos indican que quienes cultivaban importantes extensiones de jengibre disfrutaban de una gran riqueza; probablemente también lo utilizaban en el comercio. El propio Confucio era un gran amante del jengibre y se dice que nunca le faltaba en sus comidas.

Los comerciantes árabes llevaron el jengibre de la India a la antigua Roma hace más de dos mil años y los romanos lo utilizaron ampliamente por sus propiedades medicinales hasta la caída de esta civilización. Pedanio Dioscórides, un médico griego que viajaba por todo el Imperio romano, recogía hierbas medicinales allá por donde se desplazaba y anotaba sus hallazgos, notas que más tarde convirtió en *De materia medica*, un vasto libro de referencia sobre las propiedades medicinales de más de mil hierbas. Escribió que el jengibre «es muy bueno con la carne en salsas, o incluso en aliños: tiene virtud calorífica y favorece la buena digestión; es emoliente del vientre con moderación y estomacal, es eficaz también contra las nubecillas de las pupilas; se parece de alguna manera a la virtud de la pimienta».[2] Sin lugar a dudas, el jengibre se utiliza como una ayuda digestiva, para dar sabor y por sus propiedades caloríficas. Los griegos apreciaban tanto el jengibre que lo mezclaban con sus panes para crear los primeros panes de jengibre.

Desgraciadamente, con la caída de Roma, el jengibre se perdió en Europa hasta el siglo XI. Una vez reintroducido, ganó popularidad rápidamente, solo superado por la pimienta negra a partir del siglo XIV. Era tan codiciado que llegó a encarecerse mucho. Se pagaba por cerca de medio kilo de jengibre lo que valía una oveja. La reina Isabel I de Inglaterra era especialmente aficionada al jengibre en conserva y lo utilizaba en la elaboración de dulces. A ella se atribuye la invención del hombre de jengibre, una galleta muy popular entre los niños de hoy. Hacia el final de la Edad Media y con la gran difusión de los viajes de descubrimiento, el jengibre llegó al Nuevo Mundo con los conquistadores españoles. Se extendió por el resto del mundo con los exploradores y viajeros de Europa occidental. Pronto, todo el mundo empezó a disfrutar de esta magnífica planta.

¿CUÁL ES LA MEJOR MANERA DE COMPRAR Y CONSERVAR EL JENGIBRE?

—

El jengibre fresco es fácil de encontrar en la sección de frutas y verduras de casi todos los supermercados. En este formato, contiene las cantidades más elevadas del componente activo gingerol, que le confiere un sabor más apreciado con respecto a otras formas. El jengibre joven, o de primavera, se cosecha cuando la planta aún tiene cinco meses y aún no está maduro. La piel es fina y comestible, los rizomas tiernos y el sabor suave. Tiene las puntas rosadas y es más claro que el jengibre maduro. Por su parte, el jengibre maduro se recolecta unos meses más tarde y tiene una piel más dura, que debe pelarse con cuidado antes de consumirlo. La piel es lisa y firme, con un ligero brillo. Para conseguir un sabor más picante, este es el formato adecuado. Pero hay que tener cuidado de no comprarlo demasiado viejo. El jengibre fresco pierde humedad y se vuelve leñoso y fibroso a medida que envejece. Evita el jengibre arrugado o mohoso, pues estos son indicios de deterioro. El jengibre fresco aguanta sin pelar en el frigorífico durante tres semanas o en el congelador durante seis meses, incluso algo más.

El jengibre en polvo es el rizoma seco molido. Se encuentra en la sección de especias del supermercado. El jengibre confitado se obtiene al cocerlo en jarabe de azúcar, secarlo al aire y rebozarlo en azúcar. Tanto el jengibre en polvo como el confitado deben conservarse en un recipiente herméticamente cerrado en un lugar fresco, oscuro y seco —como la despensa— durante un máximo de dos años, aunque su potencia puede empezar a disminuir a los seis meses.

El jengibre encurtido es jengibre en rodajas conservado en vinagre dulce y toma un color rojizo o rosa brillante. Antes solo se encontraba en los mercados asiáticos, pero en la actualidad es fácil encontrarlo en muchas tiendas de comestibles. Se conserva en el frigorífico, en su envase, durante dos o tres meses.

El jengibre en conserva procede de raíces jóvenes frescas peladas, cortadas en rodajas y cocidas en una mezcla de azúcar y sal. Se puede encontrar en mercados asiáticos y especializados. También se conserva en la despensa hasta dos años.

Por último, las raíces secas son exactamente como suenan: jengibre entero o en rodajas secado al sol, al horno o en un deshidratador. Las puedes conservar en un recipiente hermético en la despensa hasta dos años.

¿CUÁL ES LA MEJOR MANERA DE PREPARAR Y UTILIZAR EL JENGIBRE?
—

El jengibre fresco de primavera no necesita pelarse, mientras que el jengibre fresco maduro sí, con un cuchillo o pelador de verduras. A continuación, puede cortarse en rodajas, en juliana, rallarse, picarse o hacerse puré. Hay una abundante variedad de platos que requieren el uso de jengibre para añadir sabor y un toque especiado. El jengibre en polvo o molido se utiliza de forma muy parecida al fresco, aunque en cantidades diferentes. Una cucharada sopera de jengibre fresco puede sustituir aproximadamente a una sexta parte de una cucharadita de jengibre molido. Aunque se pueden usar indistintamente en las recetas, el jengibre fresco suele quedar mejor en platos salados, como salteados y sopas. Por su parte, el molido funciona mejor en productos horneados, como el pan de jengibre y la tarta de calabaza, o en bebidas especiadas, como el té de jengibre y el *ginger ale*. El jengibre se utiliza en bebidas especiadas desde hace mucho tiempo. En el siglo XIX, los pubs ingleses servían jengibre a sus clientes para que lo echaran en la cerveza.

El jengibre confitado no se utiliza como especia en la comida, sino para añadir dulzor y sabor. Es habitual encontrarlo en *chutneys*, conservas, dulces y glaseados. El jengibre en conserva también es más dulce y se suele añadir a los postres. Por su parte, el jengibre encurtido se consume solo para refrescar la boca o como acompañamiento del *sushi* y el *sashimi*, para limpiar el paladar entre pieza y pieza.

En el mercado existen suplementos de jengibre que se anuncian como productos naturales para la salud: para las náuseas, la digestión, calmar la ansiedad y mejorar la salud sexual y cardiovascular y el bienestar emocional y físico. Pueden adquirirse por internet y en tiendas de dietética.

Abundan los productos de belleza con jengibre como ingrediente. Aunque se suele utilizar como fragancia en jabones y cosméticos, el verdadero interés radica en los efectos que tiene para conseguir un cabello exuberante y brillante, unas uñas suaves y fuertes y una piel tonificada y con muy buen lustre.

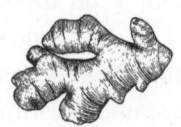

¿CUÁNTO DEBO TOMAR?

La cantidad de jengibre que debe consumirse depende de si la persona es un adulto o un niño. En la mayoría de los estudios sobre el jengibre se han administrado desde 120 miligramos (una pizca) hasta 3 gramos (un poco menos de dos cucharaditas) al día. La recomendación general es no consumir más de 4 gramos (algo más de dos cucharaditas) diarios. Es importante recordar que todo lo que ingerimos tiene un efecto y, cuando se trata de utilizar los alimentos con fines terapéuticos, lo mejor es recurrir a la dosis efectiva más baja.

Los niños menores de dos años no deben tomar jengibre. Los niños a partir de esa edad y adolescentes pueden tomar entre 1 y 2 gramos (entre media y una cucharadita) de jengibre al día para combatir las náuseas, los calambres de estómago y los dolores de cabeza. La dosis depende del peso corporal, así que pide consejo a tu médico para calcular la dosis correcta. Las mujeres embarazadas también deben acudir a su médico antes de tomarlo. Se cree que es seguro para el bebé en desarrollo, pero hay que tener en cuenta las afecciones médicas y las interacciones con otros medicamentos.

¿ES SEGURO TOMAR JENGIBRE?

Las principales autoridades sanitarias consideran el jengibre un aditivo alimentario seguro. La mayoría de la gente tolera dosis inferiores a 5 gramos (un poco menos de tres cucharaditas) al día, pero más de esa cantidad puede causar dolor de estómago, acidez, diarrea, somnolencia o dolor en la boca y la garganta. Si se pone en contacto con la piel, sobre todo en forma de aceite esencial concentrado, puede provocar erupción.

Si se toman medicamentos, el jengibre podría interferir en su funcionamiento. Cada individuo es único, por lo que pueden producirse reacciones inesperadas en cualquier persona. Los anticoagulantes y antiagregantes plaquetarios tomados con altas cantidades de jengibre podrían aumentar el riesgo de hemorragias. Con los medicamentos para la diabetes puede provocar bajadas de azúcar. Los antagonistas del calcio que se toman para reducir la tensión arterial pueden tener un efecto aditivo con el jengibre y hacer que la tensión baje demasiado. Como siempre, consulta con tu médico antes de empezar a tomar un nuevo suplemento y determina si existe algún posible problema con los medicamentos que ya estés tomando.

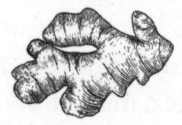

CAPÍTULO 1

PARA LOS QUE CUIDAN LO QUE COMEN

—

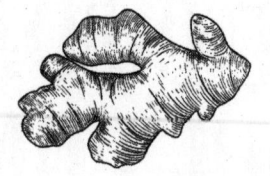

COMO REFUERZO NUTRICIONAL: VITAMINAS

El jengibre es una buena fuente de vitaminas esenciales. Se consumen cantidades relativamente pequeñas de jengibre en comparación con otros alimentos, ya sean carnes, cereales integrales o verduras. Por ello, la cantidad de vitaminas que se obtiene a través del jengibre es pequeña pero significativa. Las vitaminas B1, B3, B6, C, E y el folato presentes en el jengibre tienen cada una su propia función: ayudan al organismo en el crecimiento, la digestión, la eliminación de desechos y otros aspectos de la salud en general. A excepción de las vitaminas que nuestro cuerpo crea por sí mismo (por ejemplo, algunas vitaminas del grupo B, la vitamina K, etc.), la mayoría de ellas solo pueden obtenerse a través de los alimentos.

El jengibre contiene vitaminas hidrosolubles y liposolubles. Las hidrosolubles son principalmente las vitaminas B y C. Como su nombre indica, se disuelven en agua. No se almacenan en el organismo y, una vez ingeridas, solo tienen unas horas para actuar antes de ser eliminadas. Es muy importante consumir vitamina B y C a diario. Todas las demás son liposolubles y se almacenan en los tejidos grasos del organismo. Estas vitaminas pueden movilizarse cuando sea necesario. Como hay un suministro listo (suponiendo una ingesta nutricional adecuada), el cuerpo puede pasar periodos más largos sin tener que obtenerlas de la dieta. El jengibre consumido como parte de una dieta rica en nutrientes ayuda a proporcionar estas vitaminas en cantidades suficientes para desempeñar las funciones que se describen a continuación.

1. ÁCIDO FÓLICO

—

Aunque el ácido fólico es una vitamina hidrosoluble, puede almacenarse en el hígado hasta nueve meses. Se utiliza en la producción de glóbulos rojos y es importante para prevenir la anemia. Y no solo es esencial para los glóbulos rojos: también es necesario para el crecimiento y la reproducción de todas las demás células. Por eso es esencial que las mujeres embarazadas o que intentan quedarse embarazadas tomen suplementos de ácido fólico. Garantiza un suministro inmediato durante el desarrollo fetal, cuando se produce una rápida multiplicación celular. En cuanto al crecimiento del bebé, el ácido fólico desempeña un papel crucial en el desarrollo del sistema nervioso y puede prevenir defectos del tubo neural.

Igualmente vital es su papel en la reducción de la aterosclerosis, el fortalecimiento de la inmunidad y la lucha contra la depresión y la ansiedad. La carencia de ácido fólico puede provocar sangrado de las encías, palidez, diarrea, insomnio, irritabilidad y fatiga.

2. VITAMINA B1

—

También conocida como *tiamina*, esta vitamina es necesaria para la circulación, contribuye a la formación de la sangre y evita la acumulación de depósitos grasos en las paredes arteriales. También interviene en la formación de la vaina de mielina, que es la cubierta que rodea algunos nervios, esencial para que se activen correctamente. Si hay un nivel insuficiente de vitamina B1, los nervios son más sensibles a la inflamación.

Nuestra digestión también se resiente cuando carecemos de suficiente B1. La tiamina es necesaria para la formación del ácido clorhídrico, la sustancia que descompone los alimentos. Ayuda a mantener un tono muscular adecuado en el estómago y los intestinos. Esto facilita que se muevan los alimentos a través del sistema digestivo. Está demostrado que una carencia de vitamina B1 puede provocar trastornos gastrointestinales, arritmia cardiaca, pérdida de cierta respuesta del tejido nervioso, depresión y fatiga.

3. VITAMINA B3

Esta vitamina tiene varios nombres, pero se conoce sobre todo como *niacina*. Interviene en más de cincuenta reacciones metabólicas del organismo y es esencial en la descomposición de hidratos de carbono, grasas y proteínas. Al igual que la vitamina B1, la niacina es necesaria para la producción del ácido clorhídrico en el estómago. Además, ayuda al sistema digestivo a segregar la bilis y los fluidos estomacales. La niacina también interviene en el sistema cardiovascular estimulando la circulación y reduciendo los niveles de colesterol. Es muy importante para mantener sano el sistema nervioso y una correcta función cerebral, así como se ha utilizado para tratar problemas neurológicos. Una carencia de vitamina B3 puede provocar confusión mental, trastornos cutáneos, pérdida de apetito, fatiga y problemas bucales, como aftas, dolor en la lengua e hinchazón de la boca.

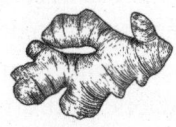

4. VITAMINA B6

—

La vitamina B6 o piridoxina se absorbe fácilmente en el intestino delgado y participa en más funciones corporales que casi cualquier otro nutriente. Una de las principales es ayudar a mantener el equilibrio de sodio y potasio en el organismo, necesario para el correcto funcionamiento eléctrico del corazón, los nervios y el sistema musculoesquelético. Ayuda a equilibrar los líquidos, por lo que es importante para quienes sufren retención de líquidos. Al igual que las otras vitaminas B mencionadas, la piridoxina es necesaria para la producción del ácido clorhídrico en el estómago. Sin embargo, esta no solo es importante en la descomposición de los alimentos, sino también en la absorción de grasas y proteínas. Esta vitamina desempeña un papel preventivo respecto de las enfermedades cardiacas, la inmunidad contra el cáncer y la depresión. Una carencia de vitamina B6 puede provocar insomnio, irritabilidad, anemia, acné y náuseas matutinas en las mujeres embarazadas.

5. VITAMINA C

—

La vitamina C aparece a menudo en los productos cosméticos. No es de extrañar, ya que una de sus funciones más importantes es la formación y el mantenimiento del colágeno. El colágeno da soporte y estructura al cuerpo. Es uno de los principales componentes de la piel, el cabello y las uñas, y, a medida que lo perdemos, aparecen los signos del envejecimiento. El colágeno favorece los procesos de curación del organismo y acelera la cicatrización de las heridas tras lesiones o intervenciones quirúrgicas.

La vitamina C también protege al organismo de los procesos degenerativos gracias a su función antioxidante. Estimula el sistema inmunitario y puede ayudar a prevenir y tratar determinadas infecciones y enfermedades. Algunas influencias externas que causan inflamación, como las infecciones víricas, bacterianas y fúngicas, pueden tratarse con vitamina C. Como muchas otras vitaminas, también desempeña un papel en la prevención de enfermedades cardiacas al reducir la formación de placa en las paredes arteriales y los consiguientes coágulos sanguíneos. El sangrado de las encías, la cicatrización lenta de las heridas, las infecciones del tracto urinario, la debilidad general, una caída excesiva del cabello y el dolor de huesos y articulaciones pueden indicar una carencia de vitamina C.

6. VITAMINA E

Son ocho los compuestos antioxidantes conocidos bajo el nombre de vitamina E. Como antioxidante, esta vitamina ayuda a combatir el daño que los radicales libres producen en los tejidos a causa de la contaminación, la exposición a sustancias químicas y los alimentos procesados. Los tejidos más sensibles a la oxidación de los radicales libres son los de la piel, el hígado, los senos, los testículos y los ojos.

Esta vitamina es muy importante para prevenir las enfermedades cardiacas. Disminuye la coagulación de la sangre y aumenta los niveles de colesterol «bueno». Ingerida o usada de forma tópica, la vitamina E se utiliza habitualmente para tratar la piel seca, ayudar a la cicatrización de quemaduras o abrasiones, o incluso a disimular cicatrices. Su carencia puede provocar enfermedades cardiacas, envejecimiento prematuro, diarrea, irritabilidad o debilidad.

COMO REFUERZO NUTRICIONAL: MINERALES

Los minerales constituyen aproximadamente el 5 % de nuestro peso corporal y está presente sobre todo en el esqueleto. El jengibre contiene los macrominerales potasio, magnesio, fósforo y calcio, y los microminerales hierro y zinc. Son esenciales para la obtención de energía, la formación de la sangre y los huesos, la regulación del tono muscular y el mantenimiento de la función nerviosa. Los macrominerales se necesitan en mayores cantidades que los microminerales, pero todos son igualmente vitales para gozar de una buena salud. Son tan importantes que, sin ellos, las vitaminas no pueden desempeñar correctamente su función. La única forma de obtener minerales es de la tierra, a través de la ingesta de alimentos y agua. El jengibre puede consumirse con una variedad de otros alimentos que garantizan que el cuerpo tenga niveles suficientemente altos de minerales para realizar sus funciones, como se indica a continuación.

7. CALCIO

—

El calcio es el mineral más abundante en nuestro organismo. Se lo conoce sobre todo por su papel en el desarrollo y mantenimiento de unos dientes y huesos sanos. A medida que la gente envejece, sobre todo las mujeres, es muy importante asegurar una ingesta adecuada de calcio para prevenir la osteoporosis. Desempeña un papel importante en el sistema cardiovascular, ya que ayuda a mantener un ritmo cardiaco regular, reduce el colesterol, contribuye a la adecuada coagulación de la sangre y puede reducir la tensión arterial. También se sabe que el calcio ayuda a prevenir el cáncer y es útil para mantener el aspecto saludable de la piel. Unos niveles inadecuados de calcio pueden provocar osteoporosis, uñas quebradizas, arritmia cardiaca, calambres musculares e insomnio.

8. FÓSFORO

La mayor parte del fósforo se deposita en los huesos, una pequeña parte en los dientes y el resto en otras células del organismo. Interviene en la formación de huesos y dientes, el crecimiento celular, la coagulación de la sangre y la función renal. Es importante tener suficiente fósforo para que las contracciones del corazón sean regulares y suficientemente intensas. Un exceso de fósforo, sin embargo, puede competir con el calcio por la absorción en los intestinos y causar un desequilibrio en su proporción con respecto a este último. Si hay menos calcio disponible, pueden producirse problemas de salud ósea.

Otra función importante del fósforo es la correcta obtención de energía de los alimentos. Su carencia puede causar fatiga, dolores óseos, respiración irregular, entumecimiento, temblores y ansiedad. La dieta occidental suele aportar demasiado fósforo, por lo que la carencia es poco frecuente.

9. HIERRO

El hierro interviene principalmente en la formación de la hemoglobina, una molécula esencial que transporta oxígeno a través de los glóbulos rojos a todos los tejidos del cuerpo. Sin este oxígeno, los tejidos no podrían sobrevivir. Del mismo modo, el hierro es un componente clave de la mioglobina, que también retiene oxígeno y lo transporta a los músculos esqueléticos y al corazón. Una cantidad suficiente de estas moléculas proporciona la energía necesaria para el rendimiento muscular. Por desgracia, el hierro suele ser deficiente en la dieta. Los síntomas son variados: sensación de falta de energía, palidez en el interior de los párpados inferiores, mareos, taquicardia, sensación placentera al masticar hielo y curvatura excesiva de las uñas.

10. MAGNESIO
—

Considerado el mineral «antiestrés», el magnesio es un tranquilizante natural que relaja los músculos esqueléticos y la musculatura lisa de los vasos sanguíneos y el tracto gastrointestinal. Es importante para el sistema cardiovascular porque previene infartos, reduce el colesterol sanguíneo y combate la hipertensión. Las investigaciones demuestran que el magnesio también ayuda a prevenir la osteoporosis y ciertas formas de cáncer y a aliviar los síntomas del síndrome premenstrual. Experimentar espasmos musculares, cálculos biliares, latidos irregulares o un olor corporal excesivo puede indicar una carencia de magnesio.

11. POTASIO
—

Una de las principales funciones del potasio es formar parte de la bomba sodio-potasio del organismo. Esta regula el equilibrio hídrico y el equilibrio ácido-base en la sangre y los tejidos. Su importancia radica en que regula el ritmo cardiaco y ayuda a generar contracciones musculares. Un efecto directo de estas funciones es el control de la presión arterial. Para quienes padecen hipertensión, aumentar la ingesta de potasio en lugar de disminuir la de sodio es, en realidad, una mejor forma de reducirla. Los signos de deficiencia de potasio incluyen hipertensión arterial, arritmia, fatiga muscular, hinchazón de los tobillos y sed constante.

12. ZINC

Este mineral merece atención porque desempeña muchas funciones esenciales en el organismo. Forma colágeno para mantener la piel flexible y suave. El colágeno se deteriora con la edad y tiende a descomponerse más rápidamente en las mujeres que en los hombres. Se sabe que el zinc ayuda en los resfriados y las infecciones, acelera la cicatrización de las heridas y previene el acné. En los hombres, es crucial para el funcionamiento de la próstata. La falta de zinc en las tierras de cultivo y por el procesado de los alimentos causa una deficiencia de este mineral en muchas personas. Las manchas blancas en las uñas, el acné, las infecciones frecuentes, la cicatrización lenta de las heridas, la pérdida de vigor del cabello, las estrías rojas o la pérdida del sentido del olfato o del gusto pueden indicar niveles bajos de zinc.

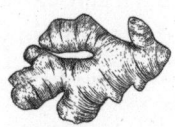

COMO REFUERZO NUTRICIONAL: NOTAS DE SABOR

13. ¡DALE SABOR!

—

Hay algo en las temperaturas frías y los días, cada vez más cortos, del otoño que hace que mucha gente recurra a la comida contundente. Tal vez sea para combatir el frío del inminente invierno o para que la gente tenga algo con lo que entretenerse mientras está en casa. Cualquiera que sea la razón, tomar las comidas tradicionales favoritas y aumentar la temperatura de lo que se come supondrá un agradable cambio de ritmo. El jengibre tiene un maravilloso y penetrante olor que recuerda al limón y la pimienta y que se ha descrito como picante, ácido y especiado. Es una planta estimulante que mejora la circulación sanguínea. El jengibre calienta el cuerpo y produce una sensación de calma. Añadir jengibre a los platos puede darle un toque bien diferente a la comida. Combina bien con verduras (calabaza, zanahorias, coliflor y berza), hierbas (albahaca, hierba limón y menta), carnes (pollo y ternera), marisco y otros ingredientes, como la miel, la nata y la salsa de soja. En realidad, es una cuestión de echarle imaginación y, por supuesto, de ir probando distintos maridajes hasta dar con los más sabrosos.

Prueba a mezclar jengibre con salsa de soja y úsalo en un salteado de ternera y brócoli o en un aliño de ensalada con ajo, aceite de oliva virgen extra y limón. El jengibre añadirá sabor al pastel de zanahoria y un toque especiado a una sopa de boniato y coliflor. Prueba esta receta con jengibre fresco picado:

SALTEADO DE VERDURAS CON JENGIBRE

(de allrecipes.com)

- 1 cucharada de harina de maíz
- 1 ½ dientes de ajo machacados
- 2 cucharaditas de raíz de jengibre fresco picado
- ¼ de vaso de aceite vegetal
- 1 brócoli pequeño, cortado en ramilletes
- ½ vaso de tirabeques
- ¾ de vaso de zanahorias en juliana
- ½ vaso de judías verdes partidas por la mitad
- 2 cucharadas de salsa de soja
- 2 ½ cucharadas de agua
- ¼ de vaso de cebolla picada
- ½ cucharada de sal

1. En un bol grande, mezcla la harina de maíz, el ajo, 1 cucharadita del jengibre y 2 cucharadas de aceite vegetal, hasta que se disuelva la harina. Añade el brócoli, los tirabeques, las zanahorias y las judías verdes, removiendo para que se mezcle todo bien.
2. Calienta las 2 cucharadas restantes de aceite vegetal en una sartén grande o *wok* a fuego medio. Cocina las verduras en el aceite durante 2 minutos, removiendo constantemente para evitar que se quemen. Añade la salsa de soja y el agua; luego, la cebolla, la sal y el jengibre restante. Cocina hasta que las verduras estén tiernas pero aún crujientes.

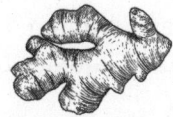

14. JENGIBRE ENCURTIDO PARA LIMPIAR EL PALADAR

—

Durante las fiestas, cuando se come un plato delicioso tras otro, o en un banquete de boda en el que se sirven seis platos, es aconsejable limpiar el paladar entre plato y plato para disfrutar de los sabores de todos los alimentos sin que se mezclen entre sí. El jengibre encurtido se utiliza a menudo para limpiar la boca y es un acompañamiento habitual del *sushi* y el *sashimi*. Se come entre pieza y pieza para preparar los sentidos de cara al siguiente bocado. El mejor jengibre encurtido procede del jengibre joven fresco marinado en vinagre y azúcar. Es el ácido del vinagre el que actúa con el jengibre para neutralizar los sabores que compiten en la boca. El jengibre joven aporta un sabor más tierno y dulce que el más maduro. Es fácil de preparar en casa:

JENGIBRE ENCURTIDO CASERO (*GARI*)
(de allrecipes.com)
- 250 g de raíz de jengibre joven fresca pelada
- 1 ½ cucharadita de sal marina
- 1 vaso de vinagre de arroz
- ⅓ de vaso de azúcar blanco

1. Corta el jengibre en trozos grandes y colócalos en un cuenco. Añade la sal marina, remueve y déjalo reposar unos treinta minutos. Pasa el jengibre a un tarro limpio.
2. En un cazo, mezcla el vinagre de arroz y el azúcar hasta que este último se haya disuelto. Llévalo a ebullición y, a continuación, vierte el líquido sobre los trozos de raíz de jengibre del tarro.

3. Deja que la mezcla se enfríe, tapa el tarro y guárdalo en el frigorífico durante al menos una semana. Verás que el líquido cambia a un color ligeramente rosado en unos minutos. No te alarmes: es la reacción del vinagre de arroz —si es de calidad— lo que provoca el cambio. (Ten en cuenta que algunos encurtidos de jengibre comerciales tienen colorante rojo añadido). Corta los trozos de jengibre en rodajas muy finas antes de servir.

15. JENGIBRE Y CHOCOLATE: UN MARIDAJE INSÓLITO

—

Si hay algo más sublime que el chocolate, es el chocolate y el jengibre. Combinar el sabor amargo del chocolate con el picante del jengibre crea una experiencia sensorial inigualable. Para los que les gusta un poco de dulzor, el jengibre confitado satisfará el antojo. Prueba esta tarta de chocolate y jengibre:

TARTA DE CHOCOLATE DULCE Y PICANTE
(de allrecipes.com)
- 1 ⅓ vasos de harina
- ⅓ de vaso de cacao en polvo sin azúcar
- ½ cucharadita de levadura química en polvo
- 1 vaso de albaricoques secos picados
- 1 vaso de agua hirviendo
- 140 g de pasta de almendras
- ¾ de vaso de azúcar blanco
- 4 huevos
- 150 ml de leche entera
- 85 g de chocolate amargo, picado
- ⅔ de vaso de jengibre confitado, finamente picado
- ¾ de vaso de mantequilla sin sal, derretida

1. Precalienta el horno a 175 °C. Engrasa y enharina un molde para pan de 25 × 12 cm. Tamiza la harina, el cacao y la levadura.
2. Remoja los albaricoques troceados en agua hirviendo durante uno o dos minutos. Escurre y seca con papel absorbente.
3. En un bol grande, mezcla la pasta de almendras y el azúcar con una batidora eléctrica hasta que la mezcla tenga un aspecto arenoso. Añade los huevos de uno en uno y bate durante dos minutos después de añadir cada huevo. Sigue batiendo durante unos diez minutos; la mezcla debe tener un aspecto espeso y cremoso.
4. Añade la leche y, a continuación, la mezcla con la harina. Mezcla los ingredientes sin batir demasiado. Incorpora los albaricoques, el chocolate, el jengibre confitado y la mantequilla derretida. Vierte la masa en el molde.
5. Hornea durante una hora o hasta que esté hecho. Deja enfriar diez minutos en el molde. Saca la tarta del molde y colócala sobre una rejilla para que se enfríe completamente.

16. TÉ DE JENGIBRE PARA LOS DÍAS FRÍOS DE INVIERNO

—

Estar al aire libre cuando hace frío puede helar los huesos. El cuello se pone rígido, duelen los hombros, la nariz gotea y puede empezar a doler la garganta. Una forma rápida y eficaz de librar al cuerpo de estos síntomas es beber té de jengibre. Este tiene un efecto reconfortante que activa la circulación y puede inducir la transpiración. Es especialmente útil durante la temporada de resfriados y gripe, ya que tiene propiedades antivirales y antibacterianas que ayudan a combatir los temidos síntomas y a la recuperación. El té de jengibre puede utilizarse para asentar el estómago, calmar las náuseas y la ansiedad y aliviar el dolor.

Se utilizaba a principios del siglo xx en los *tea dances* («fiestas del té»), propios del mundo anglosajón. Se servía a las damas una infusión de jengibre, canela, manzanilla y rodajas de naranja para la circulación y, de paso, para que se desinhibieran un poco.

Se puede comprar té de jengibre en la mayoría de las tiendas de comestibles o se puede preparar en casa.

TÉ DE JENGIBRE

- 1 cucharadita de raíz de jengibre sin pelar
- agua hirviendo

1. Ralla la raíz de jengibre en una taza. Vierte agua hirviendo y déjalo reposar durante dos minutos.
2. Cuela la mezcla o deja que el jengibre se deposite en el fondo.

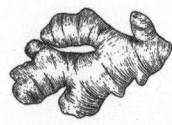

CAPÍTULO 2

PARA LOS QUE CUIDAN SU SALUD

—

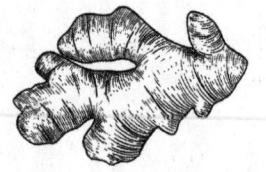

ENFERMEDADES

17. ALERGIAS

Pueden aparecer en primavera, cuando el polen inunda el aire, en casa de un amigo, cuando ese lindo gatito pelirrojo se frota contra tu pierna, o después de comer un suculento almuerzo en un popular restaurante de mariscos. Las reacciones alérgicas pueden causar irritaciones leves, que se traducen en congestión nasal, ojos llorosos o dolor de cabeza leve, o ser tan graves como para poner en peligro la vida de quienes las sufren. Ocurren cuando el sistema inmunitario reacciona ante una sustancia, ya sea la que se arremolina en el aire, la que se absorbe a través de la piel o la que se ingiere al comer. Aunque estas sustancias no causan problemas a la mayoría de las personas, el sistema inmunitario no las reconoce si se es alérgico. Las considera invasoras indeseables y las ataca. Se producen anticuerpos específicos para cada alérgeno que el organismo identifica como nocivo. Cada vez que una persona entra en contacto con ese alérgeno, se activa la respuesta.

No existe cura para las alergias, pero hay muchos medicamentos de venta libre y con receta que ayudan a aliviar los síntomas. Entre ellos se encuentran los antihistamínicos, los descongestivos y los corticosteroides. Pueden provocar somnolencia, hipertensión, insomnio, irritabilidad, restricción del flujo urinario, debilidad muscular, retención de líquidos y aumento de peso. Y estos son solo algunos de los efectos secundarios. A veces es peor el remedio que la enfermedad.

Para un enfoque más natural, prueba el jengibre. El compuesto 6-gingerol inhibe en gran medida las reacciones alérgicas. Suprime los compuestos implicados en la respuesta alérgica del organismo, con lo que previene o alivia los síntomas de la reacción. Así se demostró en un estudio con la administración oral de una dieta con un 2 % de jengibre en ratones con fiebre del heno inducida. La gravedad de los estornudos y el frotamiento nasal se redujeron significativamente.[3] El jengibre puede tomarse todos los días sin ninguno de los efectos secundarios de los medicamentos tradicionales contra la alergia, además de evitar cualquier reacción indeseable y ahorrarle dinero al consumidor.

18. ALZHÉIMER
—

La enfermedad de Alzheimer —una forma de demencia— es un trastorno cerebral progresivo e irreversible. Puede comenzar con una pérdida de memoria y dar lugar a que la persona que la sufre deambule y se pierda, repita preguntas y padezca algunos cambios de personalidad y comportamiento. A medida que avanza, la pérdida de memoria y la confusión empeoran y las personas pueden tener problemas para reconocer a amigos y familiares, realizar tareas que impliquen varios pasos o enfrentarse a situaciones nuevas. En la última fase, el tejido cerebral se reduce considerablemente y la comunicación se va deteriorando. Los enfermos de alzhéimer pasan a depender por completo de los cuidados de otras personas y a menudo quedan postrados en cama. En la mayoría de las personas que sufren la enfermedad, los síntomas comienzan después de haber cumplido los sesenta años. La aparición temprana puede deberse a factores genéticos, mientras que la tardía, a complejos cambios cerebrales que se producen a lo largo de décadas.

Los enfoques terapéuticos actuales animan a los pacientes a centrarse en la función mental y controlar los síntomas conductuales. Se han aprobado varios medicamentos para el tratamiento de estos síntomas.

En el sur de Asia, el rizoma de jengibre se utiliza desde hace siglos para tratar la demencia. Un estudio demostró que el 6-shogaol es el ingrediente bioactivo del jengibre que reduce el deterioro de la memoria al inhibir la activación de las células gliales. Estas son las células más presentes en el sistema nervioso central. Desempeñan un papel clave en el mantenimiento de las neuronas, necesarias para la memoria y otras funciones cognitivas.[4] El jengibre ralentiza el proceso por el que el cerebro pierde sus células y puede ayudar a mantener a las personas activas, alerta y lúcidas durante más tiempo.

19. ANOREXIA

Este trastorno psicológico se caracteriza por una pérdida de peso innecesaria, un índice de masa corporal extremadamente bajo, un miedo irracional a engordar y una imagen corporal distorsionada. Las causas son complejas y pueden tener su origen en traumas infantiles, presiones sociales, desequilibrios hormonales o deficiencias nutricionales. Se cree que la genética tiene algo que ver, pero aún no se conoce del todo el papel que desempeña. Las personas anoréxicas pueden mostrar una obsesión por conocer las calorías y composición de todo aquello que ingieren. Los síntomas físicos pueden incluir depresión, empeoramiento de la calidad del cabello, ausencia de menstruación en el caso de las mujeres y sensación de frío. Para superar este trastorno se utilizan tratamientos médicos y nutricionales, así como terapia psicológica.

Un aspecto importante es estimular el apetito. Tras haber negado al cuerpo alimentos suficientes durante periodos prolongados, el apetito disminuye. Sin el deseo de comer, el camino hacia la recuperación se hace más difícil. Aquí es donde entra en juego el jengibre. El agradable y fuerte aroma del jengibre puede estimular las glándulas salivales y liberar enzimas digestivas en la boca. Esto induce a aumentar el deseo por la comida. El jengibre también puede estimular el metabolismo, necesario para que el organismo lleve a cabo todos los procesos necesarios para mantener un cuerpo sano. Las personas que sufren de anorexia no consumen alimentos suficientes para que el cuerpo mantenga un buen ritmo metabólico o satisfaga todas sus demandas energéticas.

Tras estimular el apetito y potenciar el metabolismo, el jengibre ayuda al organismo a absorber los nutrientes desencadenando la secreción de enzimas gástricas y pancreáticas. Los alimentos se descomponen en nutrientes, que se ponen a disposición del organismo para ayudar a que comience el proceso de curación física. El jengibre estimula asimismo la mente y mejora la concentración, lo que puede ayudar a renovar el interés por la comida y proporcionar la fuerza de voluntad necesaria para seguir las recomendaciones nutricionales.

20. ARTRITIS REUMATOIDE
—

La artritis reumatoide es un trastorno autoinmune que lleva a que el sistema inmunitario ataque por error a sus propios tejidos. El revestimiento de las articulaciones se inflama, provoca dolor y, con el tiempo, puede conllevar erosión ósea y deformidad articular. Los síntomas pueden extenderse a otros tejidos no articulares. Se desconoce la causa de esta enfermedad, pero se sospecha que es una combinación de genética y desencadenantes ambientales. Esta enfermedad crónica no tiene cura y se trata principalmente con medicamentos. Pueden recetarse antiinflamatorios no esteroideos, esteroides o fármacos antirreumáticos modificadores de la enfermedad para reducir el dolor, la hinchazón y el daño articular. Los posibles efectos secundarios son afecciones digestivas, daños hepáticos y renales, problemas cardiacos, debilitamiento de los huesos, diabetes, aumento de peso e infecciones pulmonares graves.

Se ha demostrado que el jengibre es eficaz para reducir la inflamación y el dolor asociados a la artritis reumatoide sin ninguno de los efectos secundarios de la medicación habitual. Cincuenta y seis pacientes con artritis reumatoide, artrosis o molestias musculares generalizadas utilizaron jengibre en polvo como suplemento dietético durante un periodo de entre tres meses y dos años y medio. Más de tres cuartas partes de los pacientes con artritis experimentaron cierto grado de alivio del dolor y la inflamación, y todos los que sufrían dolores musculares sintieron alivio. Una de las formas en que actúa el jengibre es impidiendo la producción de prostaglandina y leucotrienos, compuestos que intervienen en la inflamación:[5] reduce la gravedad de la hinchazón en las articulaciones y disminuye el dolor asociado.

21. ARTROSIS

La artrosis es la forma más común de artritis, caracterizada por la inflamación de las articulaciones. Las articulaciones proporcionan la conexión entre los huesos y permiten el movimiento. El cartílago posibilita que la articulación se mueva con suavidad y facilidad. En quienes sufren artrosis, el cartílago se rompe, lo que provoca la inflamación. Se produce un exceso de líquido en la articulación, lo que lleva a una hinchazón. Esta enfermedad afecta a muchas personas a medida que envejecen, debido al desgaste natural. La herencia también influye, al igual que las lesiones por traumatismos o enfermedades. Los afectados sufren dolor, crujidos en las articulaciones, rigidez e hinchazón articular. Su amplitud de movimiento se reduce, sobre todo en manos, pies, columna vertebral, caderas y rodillas. Se recomienda reducir la tensión del cartílago articular para aliviar algunos de los síntomas. Esto implica perder peso y evitar ciertas actividades. El objetivo del tratamiento es reducir el dolor y la inflamación para permitir un movimiento más cómodo. Los medicamentos pueden ser pastillas, cremas, geles e incluso inyecciones en la articulación afectada. Los efectos secundarios pueden incluir molestias gastrointestinales, como malestar estomacal, diarrea o úlceras. Al jengibre se le atribuyen propiedades antiinflamatorias y analgésicas que pueden reducir la hinchazón y aliviar el dolor, dos síntomas frecuentes de la artrosis. Las investigaciones clínicas han demostrado que los pacientes con artrosis de rodilla que tomaron un extracto de jengibre de 250 miligramos cuatro veces al día durante tres meses experimentaron una reducción significativa del dolor en comparación con quienes tomaron el placebo.[6] Este efecto se observó después de tres meses de tratamiento con jengibre, lo que indica que debe tomarse a diario durante al menos ese periodo para que surta efecto. Un extracto diferente de una combinación de jengibre y una planta relacionada conocida comúnmente como *jengibre siamés* se probó en pacientes con artrosis. Tras seis semanas tomando dos dosis de 255 miligramos al día, la rigidez y el dolor al ponerse de pie y después de caminar se redujeron significativamente.[7] El jengibre se ha comparado incluso con el ibuprofeno. Una dosis de 500 miligramos de extracto de jengibre tomada dos veces al día en un grupo de pacientes con artrosis de cadera o rodilla se comparó con una dosis de 400 miligramos de ibuprofeno administrada tres veces al día durante un mes. Ambos grupos redujeron de forma significativa el dolor y la inflamación. El jengibre resultó ser tan eficaz como el ibuprofeno.[8] El jengibre, por tanto, puede utilizarse para tratar los síntomas de la artrosis. Si los pacientes optan por los tratamientos médicos convencionales, el jengibre ayuda a aliviar los efectos secundarios gastrointestinales que suelen causar estos medicamentos.

22. ASMA
—

El asma es una enfermedad crónica que consiste en la inflamación de las vías respiratorias que conducen a los pulmones. Cuando se exponen a desencadenantes (sustancias químicas o situaciones que afectan al organismo), las vías respiratorias se hinchan y producen más mucosidad. El paso del aire se estrecha y la respiración se ve dificultada. Los síntomas incluyen tos, falta de aire, sibilancias y dolor en el pecho. Cualquier persona puede desarrollar esta dolencia, aunque algunas están genéticamente más predispuestas. Los desencadenantes pueden ser alérgenos, tanto ambientales como alimentarios, u otras sustancias, como el humo, la contaminación o los cambios meteorológicos. Saber cuáles son los desencadenantes específicos es muy útil para controlar el asma. Los médicos suelen recetar medicamentos de control, como corticoesteroides y agonistas beta de acción prolongada, y a veces modificadores de los leucotrienos; todos ellos ayudan a contener la enfermedad. Los agonistas beta de acción corta se prescriben para aliviar rápidamente los síntomas relajando y abriendo las vías respiratorias.

Un efecto secundario frecuente de la medicación para el asma es la candidiasis, una infección por hongos en la boca. El jengibre es un conocido antifúngico y ayuda a combatir este síntoma. Mastica jengibre después de tomar la medicación o bebe té de jengibre. También ayuda a eliminar la mucosidad de la garganta y los pulmones. Otros efectos secundarios de los medicamentos para el asma son dolor de cabeza y estómago, náuseas, erupciones cutáneas y diarrea. Sigue leyendo para descubrir cómo el jengibre puede ayudar a aliviar todos estos síntomas.

No solo los síntomas, sino también la causa del asma, pueden controlarse con el jengibre. En 2013 se presentó un estudio en The American Thoracic Society que descubrió que añadir jengibre a un agonista beta de acción corta mejoraba la apertura de las vías respiratorias. Otros estudios han confirmado el papel de la raíz en la prevención de la constricción de las vías respiratorias. En otro estudio, un extracto acuoso de jengibre al 70 % consiguió inhibir la contracción de las vías respiratorias en células pulmonares de ratones[9] y relajó de forma significativa y rápida las células musculares lisas de las vías respiratorias en humanos. Otros estudios demostraron que eran el 6-gingerol, el 8-gingerol y el 6-shogaol del jengibre los que provocaban la rápida respuesta de relajación.[10] Así pues, el jengibre proporciona un enfoque alternativo o complementario al tratamiento del asma.

23. ATEROSCLEROSIS

Se trata de una enfermedad que conlleva la acumulación de placa en el interior de las arterias, los vasos sanguíneos que transportan la sangre rica en oxígeno por el organismo. La placa se acumula a lo largo de las paredes arteriales y está formada por grasa, colesterol, calcio y otras sustancias. Con el tiempo, la placa se endurece y reduce el tamaño del canal arterial. Si no se trata, el flujo sanguíneo puede reducirse tanto como para provocar un infarto de miocardio, un ictus o incluso la muerte. La aterosclerosis es una enfermedad muy común y suele presentarse sin síntomas externos. Los factores de riesgo son una dieta poco saludable, la falta de ejercicio y el tabaquismo. No es de extrañar, por tanto, que el principal tratamiento sea un cambio en el estilo de vida para incorporar opciones saludables.

El jengibre es eficaz en el tratamiento de pacientes con altos niveles de grasa en sangre. En un estudio doble ciego se experimentó con 3 gramos diarios de jengibre frente a un placebo y se descubrió que los triglicéridos y el colesterol se reducían significativamente en los pacientes tratados con jengibre.[11] Otro estudio informó de que el jengibre puede inhibir el crecimiento de células musculares lisas vasculares, implicadas en la formación de placa arterial. Actualmente, este crecimiento se detiene mediante fármacos liberados por *stents* colocados en pacientes sometidos a cirugía de *bypass*. Esta cirugía se realiza para restablecer el flujo sanguíneo normal a una arteria coronaria obstruida. Se ha demostrado que el 6-shogaol del jengibre desempeña la misma función que estos fármacos liberados por los *stents* y quizá pueda utilizarse en el futuro.[12]

24. BRONQUITIS

La bronquitis es una enfermedad respiratoria caracterizada por la inflamación del revestimiento de las vías respiratorias bronquiales de los pulmones. Su forma aguda puede ser consecuencia de un resfriado u otra infección respiratoria que provoque la inflamación de las membranas mucosas y el estrechamiento de las vías respiratorias. La bronquitis crónica es más grave y consiste en una inflamación constante del revestimiento de los bronquios, causada en la mayoría de los casos por el tabaco. Las personas con bronquitis tienen accesos de tos y a menudo expectoran mucosidad. Otros síntomas son dolor torácico, fiebre, escalofríos y sensación de fatiga. La bronquitis aguda suele desaparecer por sí sola al cabo de poco tiempo, mientras que la crónica persiste y suele requerir medicamentos para la tos, inhaladores para el asma o antibióticos si se sospecha una infección bacteriana.

Los estudios han demostrado que el jengibre desempeña un papel en la prevención de la constricción de las vías respiratorias. Un extracto acuoso de jengibre al 70 % inhibió la contracción de las vías respiratorias en células pulmonares de ratones[13] y relajó de forma rápida y significativa las células musculares lisas del mismo tipo de vías en humanos. El 6-gingerol, el 8-gingerol y el 6-shogaol del jengibre provocaron la rápida respuesta de relajación.[14] El jengibre se utiliza desde hace siglos para tratar los síntomas del resfriado y la gripe y es conocido como remedio natural contra la tos. Expande los pulmones y reduce la flema. El té de jengibre alivia el dolor de garganta, elimina la congestión y combate la tos. Corta un poco de jengibre fresco y hiérvelo en agua para sacar el máximo provecho de sus principios activos a través de la infusión.

25. CÁNCER DE COLON

El cáncer de colon comienza con la formación de aglomeraciones benignas de células llamadas «pólipos» en el intestino grueso. Con el tiempo, estos pólipos pueden volverse cancerosos. En las primeras fases, no suele haber síntomas, pero, a medida que la enfermedad avanza, los pacientes experimentan cambios en los hábitos intestinales, hemorragia rectal, dolor abdominal, fatiga y una pérdida de peso inexplicable. Como la mayoría de los tipos de cáncer, el tratamiento suele consistir en radioterapia, quimioterapia, cirugía o una combinación de ellas.

Se han realizado numerosos estudios sobre los efectos del jengibre en la supresión de las células cancerosas en el colon. Un estudio aleatorizado con individuos que tomaron 2 gramos de suplemento de raíz de jengibre durante 28 días demostró que el jengibre reducía los niveles de inflamación en el colon y resultó ser tolerable y seguro.[15] Esto puede ayudar a reducir el riesgo de desarrollar cáncer de colon. Otro estudio descubrió que el jengibre disminuía significativamente la incidencia de la enfermedad y el número de tumores en ratas a las que se había inducido cáncer de colon.[16] También se demostró que el jengibre inactiva las células del cáncer de colon mediante la fragmentación del ADN[17] y disminuye su crecimiento.[18] El jengibre parece ser prometedor como agente antitumoral eficaz para complementar los tratamientos convencionales.

26. CÁNCER DE HÍGADO

Se trata de un tipo de cáncer que comienza en las células del hígado. Una mutación en el ADN hace que las células crezcan rápidamente y acaben formando un tumor. No está claro cuál es su causa en muchos casos, pero ciertas infecciones crónicas por virus hepáticos en el hígado pueden provocarlo. Los síntomas aparecen en las últimas fases de la enfermedad e incluyen pérdida de peso, dolor abdominal, piel amarillenta (ictericia) y vómitos. La cirugía para extirpar parte del hígado, el trasplante hepático, la quimioterapia y la terapia farmacológica dirigida son algunas opciones de tratamiento. El jengibre resulta prometedor como agente complementario y se ha demostrado su eficacia para provocar la muerte de las células hepáticas gracias al compuesto del jengibre, el 6-shogaol. Este activa una enzima conocida por mediar en la muerte celular programada. Las células cancerosas se encogen y fragmentan, lo que provoca su muerte.[19] El jengibre también puede reducir las náuseas y los vómitos, estimular el apetito para combatir la pérdida de peso y ayudar a reducir el dolor abdominal. Puede reforzar el sistema inmunitario para que el organismo combata mejor la enfermedad. El jengibre, por tanto, ayuda a mejorar la salud general y optimiza la función hepática.

27. CÁNCER DE MAMA

Este cáncer comienza cuando las células de la mama empiezan a crecer de forma descontrolada y forman un tumor. Los tumores son cancerosos si crecen y se extienden a otras zonas del cuerpo. Es mucho más frecuente en las mujeres, pero los hombres también pueden padecerlo. La detección precoz —antes de que comiencen los síntomas— se hace mediante mamografías. Si no se detecta a tiempo, el cáncer de mama puede provocar secreciones sanguinolentas por el pezón o cambios en la forma o textura de la mama o el pezón. También puede percibirse como un bulto. El tratamiento suele consistir en radioterapia, quimioterapia o cirugía.

En un estudio en laboratorio se probó un extracto de jengibre en dos líneas celulares de cáncer de mama para comprobar si suprimía el crecimiento de las células cancerosas. Y así fue. No solo detuvo el crecimiento de las células cancerosas y la formación de colonias, sino que el jengibre también mostró una acción selectiva al no afectar a la viabilidad de las células mamarias sanas.[20] Se trata de una noticia prometedora en la lucha contra este tipo de cáncer.

28. CÁNCER DE OVARIOS

Este cáncer se produce por el crecimiento incontrolado de células en el órgano reproductor femenino, en concreto, en los ovarios. A menudo no se detecta en las fases iniciales. Este cáncer se extiende fácilmente a las zonas circundantes de la vejiga, el intestino y el abdomen antes de desplazarse a otros lugares del cuerpo. Se desconoce su causa exacta, pero hay pruebas que apoyan firmemente la implicación de la genética. Los síntomas suelen ser inespecíficos, pero pueden incluir distensión abdominal, dolor pélvico, pérdida de apetito y problemas urinarios. Para tratar el cáncer de ovario se suele recurrir a la cirugía y la quimioterapia.

Una investigación del Centro Oncológico Integral de la Universidad de Michigan descubrió que el jengibre puede destruir las células del cáncer de ovario. El jengibre fue capaz de inducir la muerte celular por autodestrucción celular y por digestión de los lisosomas, orgánulos de la mayoría de las células que contienen enzimas digestivas capaces de degradar y destruir componentes celulares. Se descubrió que el jengibre inducía la muerte de las células ováricas a un ritmo similar o mejor que algunos fármacos de quimioterapia utilizados habitualmente para el tratamiento. En cultivos de células de cáncer de ovario, otras investigaciones demostraron que es el compuesto 6-shogaol del jengibre el que provoca una inhibición significativa de las células cancerosas. De esta manera, el jengibre tiene potencial en la prevención y el tratamiento del cáncer de ovario.[21]

29. CÁNCER DE PÁNCREAS

—

El cáncer de páncreas se origina en los tejidos de este órgano, que está situado detrás de la parte inferior del estómago. El páncreas segrega enzimas para facilitar la digestión y hormonas para regular el metabolismo de los azúcares. El cáncer se desarrolla cuando las células mutan y crecen de manera rápida y continua. Viven mucho después de que las células pancreáticas normales hayan muerto y acaban formando tumores. Esta enfermedad suele pasar desapercibida y se propaga rápidamente. Los síntomas empiezan a aparecer durante su progresión y pueden incluir pérdida de apetito y peso, coágulos sanguíneos, depresión, dolor abdominal superior e ictericia. Las opciones de tratamiento son la cirugía, la quimioterapia y la radioterapia.

Se han probado dos compuestos del jengibre que muestran potencial para controlar el cáncer de páncreas. El 6-gingerol del jengibre suprimió el crecimiento de líneas celulares de cáncer de páncreas humano al impedir que las células cancerosas se dividieran e inducir la autodestrucción celular.[22] Y la zerumbona, otro compuesto del jengibre, indujo la muerte celular.[23] Dada la falta actual de candidatos farmacológicos para combatir el cáncer de páncreas, estos compuestos del jengibre deberían tenerse en cuenta.

30. CÁNCER DE PIEL

—

Esta forma común de cáncer implica el crecimiento anormal de las células de la piel como resultado de una mutación que permite que las células crezcan sin control y formen una masa cancerosa. Se desarrolla con mayor frecuencia en las zonas más expuestas al sol, pero puede aparecer en otras protegidas de la dañina radiación ultravioleta (UV). Otros factores, como la exposición a sustancias químicas tóxicas o un sistema inmunitario debilitado, también pueden ser responsables de su aparición. Existen tres tipos. El carcinoma basocelular aparece con mayor frecuencia en la cara y el cuello y puede tener el aspecto de una protuberancia cerosa o una lesión similar a una cicatriz. El carcinoma de células escamosas es más frecuente en zonas de la piel expuestas al sol y puede tener el aspecto de un nódulo rojo o una lesión plana con una superficie escamosa con forma de costra. Los melanomas pueden aparecer en cualquier parte y se caracterizan por su forma: grandes manchas parduscas con motas más oscuras o lesiones, también oscuras, en las manos, los pies o las mucosas. Los lunares que cambian de color o tamaño, que sangran o que tienen bordes irregulares pueden ser melanomas. La cirugía, la radioterapia o los medicamentos tópicos son los tratamientos convencionales del cáncer de piel.

El jengibre es prometedor como agente protector contra el cáncer de piel. En un estudio se trataron células cancerosas de piel humana con 6-gingerol del rizoma de la planta de jengibre. El 6-gingerol fue capaz de inhibir el crecimiento de este tipo de células al desencadenar una serie de reacciones que activaron la muerte celular. Esto sugiere que el 6-gingerol puede utilizarse en el tratamiento de este tipo de cáncer.[24] Los resultados de un estudio similar muestran que la aplicación tópica de los compuestos 6-paradol o 6-dehidroparadol del jengibre disminuyó los casos, en ratones, que presentaban crecimiento tumoral y el número de tumores en cada ratón.[25] Esto supone una prueba más de la eficacia del jengibre como tratamiento potencial del cáncer de piel.

31. CÁNCER DE PRÓSTATA
—

Se trata de un tipo de cáncer que tiene lugar en la pequeña glándula que produce el líquido seminal que nutre y permite el transporte de los espermatozoides. Puede comenzar cuando algunas células de la próstata mutan y empiezan a crecer y dividirse rápidamente; estas viven mucho más que las células sanas de la próstata y se juntan para formar tumores. En ocasiones, estos tumores crecen hasta invadir el tejido cercano, o bien algunas células afectadas se desprenden y se extienden a otras partes del cuerpo. Algunos tipos de este cáncer crecen lentamente y permanecen confinados en la próstata. Suelen requerir un tratamiento y un seguimiento mínimos. En cambio, otros tipos pueden ser más agresivos y propagarse con rapidez. Estos necesitan tratamientos más invasivos, que suelen consistir en cirugía, quimioterapia, radioterapia o terapia hormonal. Los casos avanzados pueden causar dificultad para orinar, sangre en el semen, disfunción eréctil y dolor óseo o pélvico. El uso de un agente como el jengibre para tratar el cáncer de próstata es fácilmente accesible y rentable. Los resultados de varios estudios sugieren que su uso puede resultar beneficioso. Se administró a ratones un extracto de jengibre a razón de 100 miligramos/kilogramo de peso durante ocho semanas. El tamaño del tumor de próstata se redujo en un 56 %, mientras que las células sanas no se vieron afectadas.[26] También se utilizó extracto de jengibre para probar su eficacia en una línea celular de cáncer de próstata agresivo. Se descubrió que inhibía significativamente la formación de colonias de células cancerosas.[27] El jengibre demuestra su eficacia en el tratamiento del cáncer de próstata.

32. CÁNCER GÁSTRICO

En la persona con cáncer gástrico o de estómago, las células del revestimiento del estómago empiezan a crecer de forma incontrolada y pueden extenderse a los órganos cercanos o a los vasos y ganglios linfáticos, desde donde puede llegar a otras partes del cuerpo. La enfermedad avanza lentamente y no suele dar síntomas hasta fases avanzadas. El cáncer de estómago es más frecuente en hombres que en mujeres y en personas mayores de sesenta años. Se ha demostrado que los nitritos y nitratos de las carnes procesadas provocan cáncer de estómago en animales de laboratorio, por lo que es una buena idea evitar el pepperoni de la pizza o el beicon de los huevos. Fumar duplica el riesgo de padecerlo, teniendo en cuenta que ser fumador pasivo es igual de peligroso. Una tercera causa frecuente de cáncer de estómago es la infección por la bacteria *Helicobacter pylori*. La mayoría de las personas con esta infección nunca desarrollan cáncer de estómago, pero una infección prolongada puede causar inflamación del revestimiento interno del estómago, dando lugar a cambios precancerosos. Los síntomas suelen incluir náuseas, vómitos, pérdida de apetito, sensación de saciedad, dolor abdominal y ardor de estómago. Los tratamientos convencionales incluyen medicamentos, cirugía, quimioterapia y radioterapia.

El jengibre ayuda a aliviar los síntomas del cáncer de estómago y resulta prometedor para combatir la propia enfermedad. Parece que calma las náuseas y reduce los vómitos y el dolor. Puede estimular asimismo el apetito induciendo la secreción de enzimas salivales en la boca con su aroma picante. Ayuda a aumentar la motilidad gástrica para reducir la sensación de saciedad que algunas personas experimentan y se ha demostrado que es un remedio natural para la acidez estomacal. En cuanto al cáncer en sí, se ha demostrado que el 6-shogaol, un compuesto del jengibre, reduce la viabilidad de las células cancerosas gástricas al dañar las estructuras internas de las células llamadas *microtúbulos*, lo que detiene eficazmente la división celular.[28] Esto sugiere que se reduce la producción de nuevas células cancerosas, lo que ralentiza la progresión de la enfermedad.

33. COÁGULOS SANGUÍNEOS, ANTICOAGULANTE

—

Los coágulos sanguíneos son necesarios para detener las hemorragias en una herida abierta, pero también pueden estar en lugares del organismo donde resultan peligrosos. Los coágulos pueden formarse en arterias y venas en un intento de reparar el daño tisular depositando capas de fibrina y plaquetas. La formación de coágulos en las arterias y venas es un problema porque ralentizan el flujo sanguíneo. Pueden bloquear completamente los vasos sanguíneos en su lugar de origen o desprenderse y obstruir una vena o arteria en otra parte del cuerpo. Esto puede ser muy grave y provocar un infarto de miocardio o un ictus. Dependiendo de dónde se localice el coágulo, el tratamiento consiste en medicamentos anticoagulantes o paracetamol o ibuprofeno para controlar el dolor y la inflamación. Sin embargo, los anticoagulantes conllevan algunos efectos secundarios: hematomas graves, encías sangrantes, vómitos de sangre, dolor torácico y hemorragias nasales prolongadas.

El jengibre se propone como tratamiento antiagregante plaquetario para pacientes con coágulos sanguíneos sin los efectos secundarios de los fármacos tradicionales. Los compuestos antiplaquetarios disminuyen la agregación plaquetaria e inhiben la formación de coágulos. Un estudio en el que se probaron compuestos de gingerol como los del jengibre reveló que estos inhibían significativamente la formación de plaquetas, y algunos eran tan eficaces o más que la aspirina.[29] Otro estudio confirmó la superior eficacia de los compuestos de gingerol y sus derivados frente a la aspirina como agentes antiplaquetarios.[30] Añadir 1 gramo de jengibre a 10 miligramos de nifedipino (un fármaco utilizado para tratar la hipertensión y el dolor torácico) en pacientes hipertensos puede ser más eficaz que tomar cualquiera de los dos por separado.[31] El jengibre, por tanto, podría utilizarse para controlar las enfermedades cardiacas reduciendo el daño a los vasos sanguíneos.

34. COLESTEROL ALTO

El colesterol es una sustancia cerosa parecida a la grasa que se encuentra en las células. Es necesario para que el organismo produzca vitamina D, hormonas y ácidos biliares, que ayudan a digerir los alimentos. Producimos colesterol por nuestra cuenta, pero también lo obtenemos de las grasas saturadas y los alimentos ricos en él. Se presenta en dos formas, popularmente conocidas como el «bueno» y el «malo». El colesterol alto se padece cuando hay niveles elevados de colesterol en la sangre, sea del tipo que sea. Sin embargo, cuando hay demasiado colesterol malo en el organismo, este puede acumularse en las arterias y aumentar las probabilidades de sufrir una cardiopatía coronaria. La placa que contiene colesterol se acumula en el interior de las arterias y conlleva su obstrucción parcial o total, lo que conduce al estrechamiento y endurecimiento de las arterias. Esto puede provocar un infarto de miocardio o un ictus. Las estatinas son fármacos que suelen recetarse para reducir el colesterol malo en sangre. Sin embargo, tomar estatinas puede causar problemas intestinales e inflamación muscular.

Los niveles de colesterol responden bien a los cambios en la dieta. Comer alimentos bajos en grasas saturadas y reducir la ingesta de productos animales, que son los principales responsables del colesterol, es una muy buena opción. Se ha estudiado el efecto del jengibre en los niveles de grasa en sangre. Un ensayo clínico doble ciego y controlado demostró que los pacientes con altos niveles de grasa en la sangre redujeron significativamente los niveles de colesterol y triglicéridos en un 90 % y un 36 % más que el placebo tomando 3 gramos de jengibre diarios durante 45 días.[32] El jengibre también es una fuente de vitamina B3, conocida por reducir el colesterol malo y aumentar los niveles del bueno. El consumo de jengibre parece ser eficaz para controlar el colesterol.

35. COLITIS ULCEROSA
—

La colitis ulcerosa es una enfermedad que provoca una inflamación duradera en el revestimiento más interno del intestino grueso. Los síntomas pueden variar, dependiendo de dónde se localice la inflamación en el intestino grueso, y suelen ser de leves a moderados, con periodos de remisión. Algunos signos son diarrea con sangre o pus, hemorragia rectal, dolor abdominal o rectal, urgencia o incapacidad para defecar, fiebre, fatiga y pérdida de peso. Las opciones de tratamiento incluyen fármacos antiinflamatorios o inmunosupresores. Los casos graves pueden requerir cirugía para extirpar el colon y el recto.

El jengibre puede utilizarse en el tratamiento de enfermedades inflamatorias crónicas, como es el caso de la colitis ulcerosa. Un estudio realizado con ratas macho que consumieron jengibre durante diez días demostró su eficacia para aliviar los síntomas. La mejoría se atribuye a las propiedades antiinflamatorias y antioxidantes del jengibre. En su dosis más alta, resultó ser tan eficaz como la sulfasalazina, un fármaco antiinflamatorio comúnmente recetado para la colitis ulcerosa.[33] Esta investigación apoya el uso del jengibre en el tratamiento de la inflamación de esta enfermedad intestinal.

36. DAÑO HEPÁTICO

El hígado es el órgano interno más grande del cuerpo. Filtra las toxinas del torrente sanguíneo para evitar que afecten a los tejidos. Cuando el tejido hepático se daña, es capaz de regenerarse y producir tejido nuevo y sano. Sin embargo, cuando el deterioro es demasiado importante, aparece la enfermedad hepática y el hígado deja de funcionar como debería. Hay varias afecciones que pueden causar enfermedades hepáticas, como la hepatitis A, B y C, la cirrosis hepática, la enfermedad del hígado graso no alcohólico y la hepatitis alcohólica. Los síntomas son hinchazón y dolor abdominal, hematomas, fatiga, pérdida de apetito e ictericia. Un estudio con animales de laboratorio demostró que la administración de jengibre y achicoria mejoraba significativamente el daño hepático y restablecía la composición sanguínea normal de este órgano. Este efecto se producía tanto si el jengibre se tomaba solo como en combinación con la achicoria.[34] El jengibre también puede ayudar a prevenir o tratar la enfermedad del hígado graso no alcohólico, cada vez más frecuente hoy en día por el aumento de los casos de diabetes. Este efecto protector se consigue actuando sobre los factores que contribuyen a la enfermedad:

reduce el estrés oxidativo del hígado, disminuye la resistencia a la insulina e inhibe la inflamación.[35] La capacidad antioxidante del jengibre también puede proteger contra el daño hepático inducido por el alcohol.[36] De esta manera, el jengibre puede utilizarse como suplemento natural para la prevención y el tratamiento de las enfermedades hepáticas.

37. DIABETES
—

La diabetes es una enfermedad que afecta a la forma en que el organismo gestiona la glucosa, lo que provoca niveles elevados de azúcar en sangre. Existe la diabetes de tipo 1, cuando el páncreas produce poca o ninguna insulina, la diabetes de tipo 2, en la que el páncreas sí produce insulina, pero el cuerpo no la utiliza como debería, y la diabetes gestacional, una forma de hiperglucemia que afecta a las mujeres embarazadas. Algunas personas están genéticamente predispuestas a padecer la enfermedad, pero el sobrepeso también es un factor de riesgo. Algunos de los signos de diabetes son sensación de sed, micción frecuente, fatiga, hormigueo, entumecimiento de manos o pies y visión borrosa. Para controlar la diabetes hay que hacer ejercicio, cuidar la dieta y vigilar los niveles de glucosa en sangre. Muchas personas necesitan inyectarse insulina a diario.

La elevada incidencia de esta patología hace necesario encontrar una alternativa fácil y natural para controlarla. Los estudios realizados con este fin han descubierto que el jengibre es un agente eficaz. En un ensayo aleatorizado, doble ciego y controlado con pacientes sometidos a placebo, los enfermos de diabetes recibieron 3 gramos de jengibre en polvo o placebo al día durante 8 semanas. El jengibre redujo significativamente los niveles de glucosa en sangre en ayunas con respecto al placebo.[37] El 6-gingerol presente en el jengibre se probó en ratas de laboratorio con altos niveles de grasa e insulina en sangre. El jengibre redujo estos niveles y el peso corporal.[38] Estos síntomas suelen observarse con la resistencia a la insulina en la diabetes de tipo 2. Otro estudio realizado con ratas demostró que las que se trataron con jengibre conseguían una mejor tolerancia a la glucosa y niveles más altos de insulina en sangre que las ratas que no recibieron este tratamiento.[39] El jengibre puede resultar eficaz para controlar los niveles de azúcar en sangre y manejar los efectos de la diabetes en humanos.

38. INSUFICIENCIA RENAL

La insuficiencia renal es una enfermedad que tiene lugar cuando los riñones pierden su capacidad de eliminar los productos de desecho de la sangre y equilibrar los líquidos. En los casos agudos, los riñones pierden repentinamente su capacidad de filtración y se acumulan en la sangre niveles peligrosos de productos de desecho. Esto ocurre en un corto periodo de tiempo y requiere un tratamiento intensivo. Es posible una recuperación completa de la insuficiencia renal aguda. En cambio, la insuficiencia renal crónica es progresiva e irreversible. Los síntomas se deben a la acumulación de productos de desecho en el organismo e incluyen debilidad, dificultad para respirar, fatiga y confusión. Pueden aparecer cuadros de arritmia e incluso llevar a la muerte súbita. La prevención es la mejor forma de actuar y consiste en controlar la tensión arterial y la diabetes. Si la enfermedad progresa demasiado, se necesita diálisis o un trasplante.

El jengibre contiene antioxidantes que eliminan los radicales libres de los tejidos. Un estudio en el que se alimentó a ratas con una dieta con un 5 % de jengibre reveló que el jengibre era capaz dc reducir la lesión renal y proteger los riñones eliminando los radicales libres que causan (al menos en parte) la lesión.[40] Un estudio similar probó los efectos del jengibre en casos de insuficiencia renal crónica y aguda. Los riñones se beneficiaron de las actividades antioxidantes del jengibre, así como de sus efectos antiinflamatorios. En conclusión, el jengibre puede desempeñar un papel en la ralentización de la progresión de la enfermedad y retrasar la necesidad de diálisis.[41]

39. LEUCEMIA
—

La leucemia es un cáncer de los tejidos hematopoyéticos del organismo. La médula ósea produce glóbulos blancos anormales que no funcionan de la manera adecuada. Estos no desempeñan su función principal, la de combatir las infecciones. Estas células crecen, se dividen más rápidamente y siguen viviendo cuando el ciclo de vida celular normal debería haber terminado. Empiezan a desplazar a las células sanas y aparecen los síntomas. No se conocen las causas exactas, pero se cree que intervienen factores genéticos y ambientales. Los síntomas incluyen fiebre o escalofríos, fatiga, dolor óseo, infecciones frecuentes, sudoración excesiva por la noche, hemorragias nasales recurrentes e inflamación de los ganglios linfáticos. Al igual que otros tipos de cáncer, para tratar la leucemia se recurre a quimioterapia, radioterapia y medicamentos. A veces se realizan trasplantes de células madre para sustituir la médula ósea enferma por médula ósea sana.

El jengibre refuerza el sistema inmunitario, lo que puede beneficiar enormemente a los pacientes de leucemia al ayudarles a protegerse contra las infecciones. Hay varios compuestos en el jengibre que han demostrado ser eficaces en la lucha contra las células cancerosas de la leucemia. El

6-gingerol del jengibre hace que el ADN de la célula cancerosa se rompa y suprima la capacidad de la enfermedad para transformar las células sanas en células cancerosas.[42] El 6-shogaol del jengibre inhibe el crecimiento tumoral y provoca la muerte de estas células leucémicas en los humanos.[43] Estos compuestos resultan prometedores como agentes antitumorales en casos de leucemia.

40. PÁRKINSON

El párkinson es un trastorno progresivo del sistema nervioso central que puede causar temblores, rigidez, lentitud de movimientos y pérdida de equilibrio. Las células nerviosas del cerebro se dañan y provocan un descenso de los niveles de dopamina. Esto conduce a una actividad cerebral anormal que se manifiesta en los síntomas descritos. La causa de la enfermedad de Parkinson es en gran parte desconocida, pero se cree que es una combinación de predisposición genética y desencadenantes ambientales. A medida que esta enfermedad avanza, la función cognitiva disminuye y los afectados pueden experimentar insomnio, depresión, estreñimiento, fatiga o problemas de vejiga. El párkinson no tiene cura, pero algunos medicamentos mejoran los síntomas al aumentar la dopamina en el cerebro o actuando en su lugar. En algunos casos avanzados se opta por una cirugía que consiste en implantar electrodos en una parte específica del cerebro para ayudar a reducir los síntomas. A menudo se recomienda hacer ejercicio, fisioterapia y logopedia.

Parece que los radicales libres influyen en el desarrollo de la enfermedad de Parkinson. Se trata de moléculas sin carga que son muy reactivas y desencadenan una reacción en cadena en una célula. Los antioxidantes neutralizan los radicales libres y protegen a la célula de los daños. La zingerona, un compuesto extraído de la raíz de jengibre, se probó en el cerebro de ratones para comprobar su capacidad antioxidante. Aumentó la actividad de captación de oxígeno, disminuyendo la presencia de radicales libres dañinos en el cerebro de los ratones. Su actividad antioxidante directa, así como su capacidad para aumentar una enzima que neutraliza los radicales libres, proporcionan la base de los efectos neuroprotectores del jengibre. Esto indica que la zingerona del jengibre podría utilizarse como tratamiento para la enfermedad de Parkinson.[44]

41. OSTEOPOROSIS
—

La osteoporosis es una enfermedad ósea que tiene lugar cuando el cuerpo se ve incapaz de producir suficiente hueso nuevo para reemplazar la eliminación del viejo. El proceso de absorción y sustitución ósea se produce continuamente en el organismo, pero, en el caso de las personas con osteoporosis, la masa ósea acaba disminuyendo con el tiempo. La disminución de la masa y la densidad da lugar a huesos debilitados que son más propensos a romperse. Es más común en las mujeres que en los hombres porque ellas tienen una masa ósea menor. La osteoporosis es una enfermedad silenciosa porque no conlleva síntomas y el diagnóstico suele hacerse después de que se haya roto un hueso. Esta enfermedad es hereditaria, por lo que, si uno de los progenitores o abuelos la ha padecido, aumentan las probabilidades de que la siguiente generación también la sufra. Ciertas enfermedades y medicamentos también pueden aumentar la probabilidad de desarrollarla. Para su control y tratamiento se recomienda una dieta sana con un contenido suficiente de minerales que faciliten la producción de hueso, ejercicios con pesas y medicación.

El jengibre contiene un compuesto llamado *zerumbona*. La zerumbona se ha probado en ratones para ver si, en humanos, podría prevenir la pérdida ósea inducida por el cáncer de mama. Se ha descubierto que, en las dosis adecuadas, puede disminuir la destrucción y desaparición de tejido óseo.[45] Esto sugiere un papel potencial del jengibre como agente terapéutico en la osteoporosis.

42. SEPSIS
—

La sepsis es una complicación grave y potencialmente mortal de una infección. El sistema inmunitario activa los macrófagos —glóbulos blancos que digieren los restos celulares y las sustancias extrañas— para combatir la infección, pero esta respuesta puede desencadenar una inflamación en todo el organismo. Suele conllevar una serie de alteraciones que dañan múltiples órganos y provocan su fallo. Si la afección progresa, se produce un *shock* séptico y la presión arterial desciende drásticamente. El resultado puede ser la muerte. El tratamiento precoz con antibióticos y soluciones intravenosas puede revertir la afección. A veces se utilizan vasopresores para aumentar la tensión arterial. Cualquier tipo de infección, ya sea bacteriana, vírica o fúngica, puede causar sepsis.

Los macrófagos producen potentes sustancias químicas que favorecen la inflamación sistémica, como se observa en los casos de sepsis. Los macrófagos expuestos al 6-gingerol del jengibre en distintas dosis inhibieron la producción de estas sustancias químicas productoras de inflamación, pero sin interferir en la capacidad de aquellos de capturar cuerpos extraños para su destrucción.[46] La capacidad antiinflamatoria del 6-gingerol puede utilizarse para reducir la inflamación en afecciones como la sepsis mientras sigue permitiendo al organismo combatir la infección.

43. ÚLCERAS

Las úlceras son orificios que aparecen en el revestimiento protector del estómago, el intestino delgado o el esófago. Pueden causar dolor o ardor de estómago, hinchazón, náuseas e intolerancia a los alimentos grasos. Se cree que la causa principal es la infección por *H. pylori*. El uso excesivo de analgésicos, el tabaquismo, el estrés y un alto consumo de alcohol son otros factores que contribuyen a la aparición de esta enfermedad. Si la produce la *H. pylori*, el tratamiento consiste en antibióticos para eliminar la bacteria. A menudo se prescriben medicamentos para neutralizar, bloquear o reducir la producción de ácido estomacal. Es imprescindible reducir en lo posible o suspender el consumo de analgésicos, tabaco y alcohol.

En un estudio realizado durante un periodo de dos años, se evaluaron los efectos gastroprotectores de un extracto acuoso de jengibre en ratas de laboratorio y se compararon con los efectos del omeprazol, un medicamento prescrito para las úlceras de estómago. El extracto de raíz de jengibre inhibió las úlceras gástricas en casi un 58 % cuando se administró a razón de 400 miligramos/kilogramo de peso corporal. Su efecto gastroprotector fue comparable al del omeprazol y se ha revelado como un prometedor agente antiulceroso.[47] Otro estudio con ratas de laboratorio demostró claramente que los extractos de jengibre pueden proteger de las úlceras el revestimiento estomacal e intestinal. El jengibre también inhibe la secreción de ácido gástrico y la proliferación de la *H. pylori*.[48]

CONTROL DE SÍNTOMAS

44. ACIDEZ

—

La acidez también se conoce como reflujo. Se produce cuando el ácido sube al esófago desde el estómago y provoca un dolor ardiente en el pecho. Quienes la padecen notan que suele empeorar después de comer y por la noche. El ácido sube más fácilmente por el esófago al agacharnos o tumbarnos. Quienes la padecen pueden tomar medicamentos sin receta para reducir o neutralizar el ácido estomacal. Pero a veces provocan náuseas, estreñimiento, diarrea, dolor de cabeza y dolor abdominal. Algunos de estos efectos secundarios parecen peores que el propio ardor de estómago.

El jengibre es un tratamiento alternativo que no tiene estos efectos secundarios y se utiliza ampliamente como remedio natural para combatir la acidez estomacal. Su eficacia quedó demostrada en un estudio en el que se comparó el jengibre con fármacos convencionales para la acidez. Ambos eran capaces de inhibir la proteína responsable de la secreción de ácido gástrico, pero el jengibre era entre seis y ocho veces más potente.[49] Esto, sin duda, hará que más de uno eche mano del jengibre la próxima vez que tenga ardor de estómago.

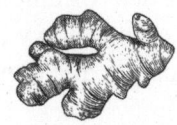

45. AGUJETAS
—

Después de meses de inactividad, salir a jugar un partido de fútbol o a correr con un amigo puede parecer una buena idea. Sin embargo, intentar moverse al día siguiente cuando todos los músculos están agarrotados y doloridos puede hacer que nos arrepintamos. Tomar medidas preventivas para evitarlo es algo en lo que hay que pensar para la próxima vez. Las agujetas o los dolores musculares también pueden deberse a tensiones, estrés o enfermedades. El dolor puede aparecer en cualquier parte del cuerpo y durar desde varias horas hasta largos meses. Si está inducido por el ejercicio, el dolor de las agujetas es el resultado de desgarros microscópicos en las fibras musculares, mientras que, si está relacionado con una enfermedad, puede haberlo causado una inflamación.

El jengibre ha demostrado su eficacia en el tratamiento de este tipo de dolor muscular. En un estudio, el consumo de 2.000 miligramos (1 cucharadita) diarios de jengibre durante once días antes de la práctica de ejercicio produjo reducciones de moderadas a grandes en la gravedad del dolor experimentado por los voluntarios del estudio.[50] Esta disminución del dolor puede deberse a la capacidad analgésica y antiinflamatoria del jengibre y la de estimular la circulación para una reparación más rápida de las fibras musculares. Si olvidas tomar jengibre como medida preventiva, mezcla dos o tres gotas de aceite esencial de jengibre y masajea el músculo dolorido para obtener un alivio rápido. El aceite de jengibre se absorbe a través de la piel, donde los componentes activos empiezan a actuar. El masaje puede aumentar la circulación y enviar los compuestos analgésicos a todo el cuerpo, allá donde sea necesario.

46. CEFALEAS Y MIGRAÑAS

El dolor de cabeza aparece en cualquier parte de este miembro, puede ser agudo, sordo o pulsátil y durar desde menos de una hora hasta varios días. Las migrañas son dolores de cabeza intensos, generalmente en un solo lado de la cabeza, acompañados de náuseas, vómitos y sensibilidad a la luz y el sonido. Pueden ir acompañadas de señales de advertencia, como puntos ciegos en el campo visual, destellos de luz o sensación de hormigueo en la cara, brazos o piernas. En algunos casos, las migrañas son tan graves que la persona no puede hacer vida con normalidad y a menudo requiere reposo y aislamiento para recuperarse. Sus causas son diferentes para cada persona. Algunos desencadenantes pueden ser cambios en los niveles hormonales, alergias alimentarias, estrés, determinados medicamentos, estímulos sensoriales o cambios en el entorno, como una caída de la presión barométrica por una tormenta que se aproxima. Los dolores de cabeza habituales pueden deberse a multitud de factores, desde un cuadro de deshidratación a dormir poco o una infección. En ocasiones son síntomas de una enfermedad. Para aliviar los síntomas suelen utilizarse analgésicos. En el caso de las migrañas, también se recetan medicamentos contra las náuseas.

El jengibre contiene potentes sustancias antiinflamatorias y puede aliviar el dolor de cabeza y las migrañas al inhibir las prostaglandinas que causan la inflamación y el consiguiente dolor de los nervios comprimidos. Se han realizado varios ensayos clínicos de doble ciego sobre la eficacia del potencial analgésico del jengibre. En cien pacientes con migrañas agudas se compararon el jengibre en polvo y el sumatriptán, un fármaco comúnmente recetado para tratar las migrañas y las cefaleas en racimos. Al cabo de dos horas, la intensidad del dolor de cabeza disminuyó significativamente en ambos grupos. El jengibre en polvo era tan eficaz como el sumatriptán, y también más seguro.[51] Algunos posibles efectos secundarios del sumatriptán son pérdida de visión, dolor torácico, ansiedad, entumecimiento y dolor de estómago. En otro estudio se trató a sesenta pacientes que habían sufrido un total de 208 migrañas durante un mes con una combinación de jengibre y matricaria, o bien un placebo. La duración y la intensidad de las migrañas disminuyeron significativamente en el grupo que había estado consumiendo jengibre y matricaria.[52] La próxima vez que tengas un dolor de cabeza, aplícate pasta de jengibre directamente sobre la frente para aliviar el dolor.

PASTA DE JENGIBRE PARA EL DOLOR DE CABEZA
- ½ vaso de jengibre fresco pelado
- 1 cucharada de aceite de oliva

1. Haz un puré con el jengibre y el aceite de oliva en un robot de cocina. Guárdalo en el frigorífico, en un recipiente hermético.
2. Aplícatelo directamente sobre la frente para aliviar el dolor de cabeza.

47. CÓLICOS

El cólico es una afección propia de bebés sanos. Cuando la sufren, lloran excesivamente —entendido esto como más de tres horas al día, más de tres días a la semana o durante tres semanas o más—. Los cólicos son frecuentes, suelen empezar a las pocas semanas del nacimiento y pueden durar varios meses. Pueden hacer que los bebés lloren intensamente sin motivo aparente a determinadas horas del día.

Parecen inconsolables y aprietan los puños, mueven las piernas y tensan los músculos abdominales, lo que sugiere malestar y dolor gastrointestinal. No está claro por qué algunos bebés desarrollan cólicos y otros no, pero se sospecha de alergias alimentarias, un sistema digestivo poco desarrollado y espasmos del colon. A veces se utilizan medicamentos para aliviar los gases y probióticos para tratar la afección, con resultados variables.

El jengibre acelera el movimiento de los alimentos en el estómago aumentando las contracciones para vaciar el contenido hacia el intestino delgado.[53] Alivia los gases y la hinchazón acelerando la salida de gases del tubo digestivo. Si el bebé sufre espasmos intestinales, el jengibre también puede aliviarlos. Tiene la capacidad de relajar los espasmos musculares y proporciona un alivio muy necesario (¡al bebé y a quienes lo cuidan!). No se debe dar jengibre directamente a los bebés. En cambio, las madres lactantes pueden tomar té de jengibre varias veces al día y transmitir sus beneficios durante las tomas.

48. DEPRESIÓN

La depresión es un trastorno del estado de ánimo que provoca una profunda tristeza y una pérdida de interés por cualquier tipo de actividad. Afecta a la forma de sentir, pensar y comportarse de una persona y puede causar no solo problemas emocionales, sino también físicos. La depresión clínica puede ocurrir una vez en la vida de una persona o repetirse varias veces. Este sentimiento de tristeza y pérdida puede causar insomnio, pérdida de apetito, falta de concentración, fatiga, pensamientos suicidas y síntomas físicos, como dolores de espalda y de cabeza. Los cambios en los niveles hormonales del organismo también pueden causar o desencadenar la depresión. Se cree que las modificaciones en el funcionamiento de las sustancias químicas del cerebro y el efecto que ello tiene en el mantenimiento de estados de ánimo estables desempeñan un papel importante en la depresión. A menudo se prescriben asesoramiento psicológico y antidepresivos. Estos pueden causar una amplia gama de efectos secundarios, como náuseas, insomnio, visión borrosa, aumento de peso, fatiga y disfunción sexual.

Se sabe que el jengibre desempeña un papel en la salud mental. Se ha descubierto que varios de sus compuestos afectan positivamente al estado de ánimo. El gerianiol se encuentra en el aceite esencial del jengibre. Una serie de ratones expuestos a estrés crónico leve fueron tratados durante tres semanas con gerianiol y se descubrió que aliviaba los comportamientos relacionados con la depresión. Este efecto puede resultar útil en el tratamiento de la depresión clínica.[54] Otra prueba, realizada en ratones, con dehidrozingerona, que se encuentra en los rizomas del jengibre, indica que este compuesto tiene potentes efectos antidepresivos que implican a importantes sustancias químicas cerebrales que actúan como hormonas y neurotransmisores.[55] El jengibre es muy seguro y no crea adicción. Es una muy buena alternativa a los antidepresivos, a menudo demasiado utilizados.

49. DESCONGESTIVO
—

Un resfriado, una infección de las vías respiratorias altas, el asma o las alergias pueden provocar congestión nasal o torácica. La congestión nasal también se conoce como tener la nariz tapada y puede ir acompañada de dolor en los senos paranasales. Las membranas de la nariz se irritan e inflaman y producen mucosidad. El aire apenas puede pasar. La congestión torácica se produce cuando las membranas de las vías respiratorias del tórax y los pulmones se inflaman e irritan. También producen mucosidad en exceso en un intento de liberar al organismo del irritante que provoca la reacción. Es incómodo, molesto y afecta a la sensación general de bienestar. No es de extrañar que muchos de nosotros recurramos a los descongestivos. Estos actúan contrayendo los vasos sanguíneos inflamados para abrir las vías respiratorias o diluyendo y haciendo salir la mucosidad atrapada en los pulmones, las vías respiratorias y la nariz para facilitar la tos o la expulsión de la mucosidad.

El jengibre es cada vez más conocido por sus propiedades descongestionantes y antihistamínicas naturales, y se está incorporando a remedios herbales para niños y adultos. Tiene un efecto calorífico que diluye la mucosidad y un efecto antiinflamatorio que alivia las vías respiratorias inflamadas. El gingerol es uno de los compuestos del jengibre conocidos por suprimir la producción de mucosidad y reducir la inflamación. Una de las mejores formas de utilizar el jengibre en este caso es en forma de té. Tomar líquidos ayuda a diluir la mucosidad, al igual que el calor y las emanaciones del té. Corta rodajas de jengibre fresco y hiérvelas en agua. Añade un poco de leche de coco caliente y una cucharadita de miel para preparar un té con leche de jengibre y coco.

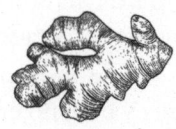

50. DIARREA

—

La diarrea tiene lugar cuando las deposiciones son acuosas. Es muy frecuente y suele durar unos pocos días, aunque una diarrea prolongada puede indicar una afección médica, como el síndrome del intestino irritable. Suele ir acompañada de calambres y dolor de estómago, hinchazón, fiebre, náuseas y vómitos. Se produce cuando las heces se desplazan demasiado deprisa por el colon y este no tiene tiempo de absorber suficiente líquido. Los principales responsables de la diarrea son los virus, las bacterias y los parásitos. La intolerancia alimentaria y muchos medicamentos también pueden causarla en personas susceptibles. Si la diarrea persiste más de unos pocos días, los médicos pueden recetar antibióticos si la causa es bacteriana o parasitaria.

El jengibre puede destruir los gérmenes del sistema intestinal responsables de la diarrea. El gingerol tiene propiedades antibióticas y se ha utilizado para tratar infecciones intestinales y disentería bacteriana. Según parece, es eficaz para tratar algunos de los efectos de la intoxicación alimentaria al eliminar el dolor abdominal, calmar los músculos intestinales y reducir los calambres. Estimula la actividad enzimática intestinal para descomponer los alimentos y permite la absorción de nutrientes y agua. Los movimientos peristálticos del intestino se ralentizan y las deposiciones vuelven a la normalidad. Según se ha estudiado, los compuestos antigripales del jengibre atacan las infecciones víricas: acaban con el virus y alivian la diarrea.[56] Las infecciones parasitarias por giardiasis son comunes en humanos de todo el mundo. Ratones infectados y tratados con jengibre durante siete días tras la infección vieron reducida la viabilidad de la giardiasis y el daño en la mucosa intestinal.

El jengibre puede utilizarse como alternativa eficaz y natural para aliviar la diarrea sin apenas efectos secundarios.[57]

51. DOLOR DE GARGANTA

El dolor de garganta suele acompañarse de irritación y picor; todo ello empeora al tragar. Las glándulas del cuello pueden inflamarse, la voz volverse ronca y aparecer pequeñas manchas blancas en las amígdalas. Los principales culpables son las infecciones víricas y bacterianas, pero el humo, el aire seco y las alergias también lo pueden causar. Cuando los tejidos que recubren la garganta se irritan o infectan, la sangre acude a la zona y trae consigo células que combaten los gérmenes. Los vasos sanguíneos de los tejidos se hinchan, presionando las terminaciones nerviosas y causando dolor. El dolor de garganta provocado por infecciones víricas suele durar de cinco a siete días y se trata con analgésicos. En cambio, las infecciones bacterianas, como la faringitis estreptocócica, requieren antibióticos.

El jengibre puede utilizarse para tratar los síntomas y la causa del dolor de garganta. El jengibre reduce los niveles de prostaglandinas y leucotrienos que causan inflamación y el consiguiente dolor provocado por los vasos sanguíneos. Esto hace que tragar sea mucho menos doloroso. Toser con dolor de garganta puede llegar a ser muy molesto. El jengibre se ha utilizado para tratar la tos durante miles de años. En un estudio reciente se extrajeron polisacáridos de rizomas del jengibre y se administraron por vía oral a cobayas en dosis de 25 miligramos/kilogramo y 50 miligramos/kilogramo de peso. Ambas dosis inhibieron significativamente la tos y no se observaron signos de adicción.[58] El jengibre también es un remedio potente para combatir las infecciones del organismo y puede atacar eficazmente tanto bacterias como virus. Tomar jengibre acorta la duración de la infección y ayuda al sistema inmunitario a destruir los gérmenes. En el caso de algunas infecciones bacterianas que requieren antibióticos, el jengibre puede complementarse con estos últimos para aumentar la efectividad.

52. DOLOR DE MUELAS

Un dolor agudo o punzante en una pieza dental o cerca de ellas es, nunca mejor dicho, como un dolor de muelas. Puede ser constante o aparecer solo cuando se ejerce presión sobre el diente, y suele deberse a la irritación de su raíz nerviosa. A veces se produce hinchazón alrededor de la pieza y se acompaña de dolor de cabeza. Algunas de las causas son caries, empastes dañados, encías infectadas, traumatismos en la pieza dental o bruxismo. A menudo es necesario acudir al dentista para repararlo. Para calmar temporalmente el dolor y la inflamación se utilizan analgésicos.

Una alternativa a estos medicamentos como el ibuprofeno o el paracetamol es el jengibre. Este puede utilizarse para experimentar un alivio inmediato del dolor sin efectos secundarios. Contiene potentes sustancias antiinflamatorias y proporciona alivio al inhibir las prostaglandinas que causan la inflamación y que comprimen el nervio de la pieza dental y causan dolor. Se ha demostrado que, como analgésico, es incluso tan eficaz como el ibuprofeno.[59] Se han realizado varios ensayos clínicos de doble ciego que también demuestran el efecto analgésico del jengibre.[60, 61] Un diente o muela dolorido puede encontrar alivio rápidamente gracias a las potentes propiedades del jengibre. De hecho, se ha utilizado como remedio casero durante generaciones. El jengibre fresco puede frotarse en las encías o utilizarse, en forma de té, para enjuagarse la boca.

53. DOLOR MENSTRUAL PRIMARIO

—

Las mujeres en edad fértil suelen experimentar dolor y calambres justo antes o durante los primeros días de la menstruación. El dolor puede ser de leve a intenso y se describe como sordo y punzante en el bajo vientre, las caderas, la espalda y los muslos. Suele durar de doce a setenta y dos horas y, para algunas, puede impedir hacer vida normal durante varios días. Se produce cuando los músculos del útero de la mujer se contraen con demasiada fuerza y ejercen presión sobre los vasos sanguíneos cercanos. El oxígeno que llega al tejido muscular del útero se interrumpe temporalmente y se produce dolor. Para aliviarlo se recurre a analgésicos y anticonceptivos hormonales. Los dolores menstruales primarios suelen aparecer en cada ciclo menstrual y pueden acompañarse de otros síntomas, como náuseas, vómitos, diarrea y fatiga. Se diferencian de los dolores menstruales secundarios, que tienen una causa subyacente —como un trastorno reproductivo o una infección—.

El principal objetivo en el manejo de esta afección es reducir el dolor y tratar los síntomas de náuseas, vómitos y diarrea. Con estos síntomas bajo control, la sensación de fatiga debería desaparecer por sí sola. El jengibre se ha utilizado a menudo para aliviar el dolor. Los ensayos clínicos enfocados específicamente en el dolor menstrual primario han demostrado que 1.000 miligramos de rizoma de jengibre en polvo tomados durante tres días al inicio de la menstruación aliviaban el dolor y son tan eficaces como el ibuprofeno y el ácido mefenámico, un antiinflamatorio no esteroideo utilizado para tratar este tipo de dolor.[62] Otro estudio ha revelado que tomar 1.500 miligramos de raíz de jengibre en polvo dos días antes del inicio de la menstruación y continuar el tratamiento durante tres días más es más eficaz para reducir el dolor que iniciar el tratamiento con jengibre al principio de la menstruación. En cualquier caso, ambos protocolos fueron significativamente más eficaces para aliviar el dolor que el placebo.[63]

El jengibre también puede usarse para tratar la diarrea menstrual. Calma los músculos intestinales y reduce los calambres estimulando la actividad enzimática intestinal para descomponer los alimentos y permitir la absorción de nutrientes y agua. Esto endurece las heces: los movimientos peristálticos del intestino se ralentizan y las deposiciones vuelven a la normalidad. Las mujeres propensas a las náuseas durante la menstruación también descubrirán que la dosis adecuada de jengibre para controlar el dolor calma asimismo este síntoma.

54. ESTIMULACIÓN DE LA LECHE MATERNA

—

Las madres lactantes suelen preocuparse por la cantidad de leche que toman sus bebés. La ingesta no puede medirse como en el caso de los bebés alimentados con leche de fórmula. Mientras el bebé gane suficiente peso y moje y ensucie un número adecuado de pañales, es probable que el suministro de leche de la madre sea el adecuado. Sin embargo, si esto no ocurre, se necesita ayuda. Acudir al médico es muy importante porque la causa puede no estar relacionada con la producción de leche.

Los kry son un pequeño grupo étnico del sudeste asiático con una larga tradición de uso de plantas medicinales para la recuperación posparto. Utilizan el jengibre para estimular la producción de leche inmediatamente después del parto. En lugar de la raíz, utilizan las hojas de la planta, que se preparan en forma de bebida o se utilizan en cataplasma y se aplican directamente sobre la piel.[64] Este uso ha perdurado durante muchos años debido a su eficacia. Se cree que el jengibre ayuda a la bajada de la leche materna y a aumentar el flujo y la tasa de producción de leche.

55. ESTREÑIMIENTO

El estreñimiento consiste en evacuaciones poco frecuentes o dificultad para defecar. Es muy habitual y puede ser ocasional o crónico. El estreñimiento ocasional es de corta duración, mientras que el crónico consiste en defecar menos de tres veces por semana durante al menos tres meses. Cuando las heces se mueven con demasiada lentitud por el tubo digestivo, se endurecen y secan. Son más difíciles de evacuar y se tiene la sensación de no poder hacer de vientre. Se sabe que aumentar la ingesta de fibra y líquidos y practicar ejercicio ayuda a aumentar la motilidad gástrica. Si eso no funciona, se puede recurrir a laxantes y otros medicamentos que facilitan el aporte de agua a los intestinos. Sin embargo, los efectos secundarios de estos fármacos incluyen hinchazón, gases, diarrea, náuseas, vómitos y dolor rectal.

La raíz de jengibre se utiliza desde hace mucho tiempo como remedio gastrointestinal. Se ha demostrado que mejora el transporte de la comida a través del sistema intestinal de ratones alimentados tanto con extracto de jengibre completo como con compuestos aislados de la raíz.[65] Este efecto lo confirmó otro estudio que mostró un aumento de la velocidad de vaciado gástrico en ratas cuando tomaban jengibre una hora antes de comer.[66] Esto es significativo para quienes sufren de estreñimiento y desean optar por una forma natural de estimular su sistema digestivo y mover la comida a través del organismo para su eliminación.

56. EXPOSICIÓN A LA RADIACIÓN

La radiación es energía en forma de partículas u ondas que puede causar mutaciones genéticas por exposición prolongada y aumentar el riesgo de padecer cáncer. Grandes dosis durante un corto periodo de tiempo causan enfermedad por radiación y provocan náuseas, pérdida de cabello, fallo orgánico o incluso la muerte. Al aire libre, la exposición a la radiación de los rayos UV del sol es constante. En espacios interiores, los procedimientos médicos con rayos X y tomografías emiten dosis de radiación. En el hogar, algunos de los culpables son los microondas, las conexiones inalámbricas a internet y los teléfonos móviles. En la sociedad actual, es imposible evitar la exposición a la radiación. Lo mejor que se puede hacer para minimizar los efectos de la exposición es tomar medidas preventivas, ya sea de los rayos UVA y UVB del sol o de los aparatos electrónicos que nos rodean.

El jengibre puede proporcionar esa protección. Los extractos de rizoma de jengibre administrados a ratones durante cinco días antes de la exposición a la radiación contribuyeron a reducir la enfermedad por radiación y la mortalidad.[67] El jengibre proporciona protección a partir de uno de sus potentes compuestos aromáticos, el 6-gingerol. El tratamiento previo con 6-gingerol protegió contra la radiación UVB en experimentos de laboratorio reduciendo la formación de especies reactivas del oxígeno generadas por esta exposición.[68] Estas moléculas inician una reacción en cadena en la célula que acaba destruyéndola. El jengibre evita que las células sufran daños importantes y reduce el riesgo de desarrollar cáncer por radiación.

57. FIEBRE
—

La fiebre es un aumento temporal de la temperatura corporal. No es una enfermedad, sino un signo de que algo inusual está sucediendo en el organismo. Las fiebres leves no deben tratarse, para permitir que el sistema inmunitario se encargue de la causa. En cambio, las fiebres altas son más preocupantes y requieren intervención. La fiebre puede ir acompañada de sudoración, escalofríos, fatiga, debilidad muscular y dolor de cabeza. Suelen causarlas virus, bacterias, algunos medicamentos, quemaduras solares, afecciones inflamatorias y tumores malignos. Medicamentos como la aspirina, el paracetamol o los antibacterianos recetados son eficaces para reducirla, pero conllevan riesgos. Los antibióticos destruyen las bacterias intestinales buenas y provocan trastornos digestivos; el uso excesivo de paracetamol puede causar daños renales y hepáticos; y la aspirina puede causar dolor de estómago, hemorragias inusuales y debilidad.

El jengibre estimula la producción de calor, lo que eleva la temperatura corporal e induce la fiebre. Esto favorece la sudoración para eliminar más rápidamente las toxinas del organismo. El jengibre contiene vitamina C para estimular al sistema inmunitario y que este ataque la raíz de la enfermedad y el organismo se recupere. También contiene zinc, conocido por combatir las infecciones y, a su vez, reducir sus síntomas, como es la fiebre. Un estudio sobre la administración intravenosa y oral de 6-gingerol y 6-shogaol del jengibre confirma la actividad antipirética del jengibre.[69]

58. GASES

Los gases pueden acumularse en el tubo digestivo, lo que sucede al tragar pequeñas bocanadas de aire con la comida, la bebida o la saliva y al digerir los alimentos. Cuando los gases se acumulan, el cuerpo necesita eliminarlos, ya sea por uno u otro extremo del aparato digestivo. Todo el mundo produce gases y no suele ser grave. Pero la acumulación excesiva puede causar hinchazón, calambres estomacales y dolor intestinal. Para evitarlo, así como los síntomas que se acompañan, suele bastar con cambiar el estilo de vida y la dieta. Se recomienda hacer comidas más frugales con más frecuencia, masticar bien, hacer ejercicio y evitar los alimentos que producen gases y el chicle.

Aun así, a veces se necesita un poco de ayuda externa. Un ensayo clínico aleatorizado doble ciego con voluntarios sanos estudió los efectos sobre la función gástrica de 1.200 miligramos de jengibre tomados una hora antes de comer. El jengibre estimuló las contracciones musculares del estómago y aumentó la velocidad de vaciado de los alimentos.[70] Esto es importante porque los alimentos que permanecen demasiado tiempo en el estómago pueden fermentar y provocar gases. También facilita el movimiento del gas que ya se ha producido a través del sistema digestivo para su expulsión. Esto reduce los síntomas de dolor e hinchazón.

59. GINGIVITIS

Cuando la parte de la encía que se encuentra alrededor de la base de los dientes se enferma, se produce la gingivitis. Las encías tienden a sangrar con facilidad, se hinchan y se vuelven de un color entre el rosa y el rojo. Empiezan a retraerse y aparece la caries. La gingivitis se produce cuando se forma placa endurecida, llamada *sarro*, por debajo y por encima de la línea de las encías. El sarro está lleno de bacterias y son precisamente estas las que inician la infección. La placa se forma a diario en los dientes, pero puede eliminarse fácilmente mediante un cepillado regular y el uso del hilo dental. Si se deja que se endurezca y se convierta en sarro, es mucho más difícil de eliminar. Esta enfermedad es frecuente y los síntomas suelen ser leves, por lo que la mayoría de las personas no saben que la padecen. Es necesaria una limpieza dental profesional, seguida de una buena rutina de higiene bucal en casa.

Un preventivo eficaz contra la gingivitis es utilizar un enjuague bucal de jengibre. Sesenta pacientes participaron en un ensayo doble ciego, aleatorizado y controlado con placebo. Se compararon enjuagues bucales que contenían jengibre, romero y caléndula con un enjuague bucal placebo y con un enjuague bucal antiséptico y antibacteriano conocido por eliminar las bacterias e impedir su crecimiento. Los pacientes utilizaron el enjuague bucal asignado dos veces al día durante treinta segundos. Al cabo de dos semanas, el enjuague bucal de jengibre resultó ser muy eficaz en el tratamiento de la gingivitis y mostró resultados significativos con respecto al placebo. Sus resultados fueron incluso tan buenos como los del enjuague bucal antiséptico y antibacteriano, y no se registraron efectos secundarios.[71] Dado que se han demostrado las propiedades antibacterianas del jengibre, su uso sería una forma segura y barata de añadir a la rutina de higiene bucal para la prevención y el tratamiento de la gingivitis.

60. GRIPES Y RESFRIADOS

El resfriado común y la gripe estacional son enfermedades respiratorias causadas por diferentes virus. Son muy contagiosas y una persona puede infectarse al tocar una superficie como el pomo de una puerta, la barandilla de una escalera o un grifo. Si el virus entra en contacto con las manos y la persona se toca la boca o la nariz, el virus pasa a la mucosa. Respirar el aire cerca de alguien resfriado o con gripe que tose o estornuda es otra forma segura de atrapar el virus. Hay muchos virus distintos que causan resfriados y gripes. A menos que el cuerpo haya luchado antes contra ese mismo virus, no tendrá los anticuerpos adecuados para combatirlo cuando entre en el organismo. El sistema inmunitario inicia un ataque contra el nuevo virus y aparecen los temidos síntomas: dolor de garganta, secreción o congestión nasal, estornudos y tos en el caso del resfriado. Si estos síntomas van acompañados de fiebre, fatiga y dolores musculares, es más probable que se trate de la gripe. Hay un buen número de medicamentos sin receta para el resfriado y la gripe, y los hay que alivian todos los síntomas posibles. Basta una visita a la farmacia para ver una buena cantidad de antihistamínicos, descongestionantes, espráis nasales, antitusivos y pastillas para la garganta.

Un remedio casero barato y eficaz para combatir estos síntomas y conseguir que te sientas mejor cuanto antes es el jengibre. Se ha utilizado como tratamiento natural para los resfriados y la gripe en Asia durante miles de años. El Centro Médico de la Universidad de Maryland afirma que los síntomas del resfriado y la gripe en adultos pueden tratarse de una forma sencilla; basta poner dos cucharadas de raíz de jengibre fresca rallada o picada en agua caliente, a remojo, y beberla dos o tres veces al día. El jengibre es un conocido antiviral y ayuda al organismo a deshacerse del virus. Ayuda al sistema inmunitario y acorta la duración de la enfermedad. El jengibre también reduce los síntomas causados por el virus. Hace que el cuerpo transpire para eliminar las toxinas del organismo y reduce la temperatura corporal elevada por la fiebre. Sus propiedades analgésicas alivian los músculos doloridos y sus propiedades antiinflamatorias combaten la congestión nasal y torácica. Es un antitusivo natural[72] y reduce la propagación del virus a quienes nos rodean. Todo esto, combinado con su propiedad sedante, permite un sueño reparador para reducir la sensación de fatiga y darle al cuerpo el tiempo y la energía que necesita para vencer al virus.

61. HIPOTERMIA

La hipotermia es una afección potencialmente mortal por la que el cuerpo pierde calor más rápido de lo que puede producirlo. La temperatura corporal desciende de una temperatura normal de 36,5 °C a menos de 35 °C. Por debajo de esta temperatura, los órganos no suelen funcionar correctamente y, si no se trata con prontitud, puede tener lugar un fallo cardiaco y la muerte. Suele estar causada por la exposición al frío y puede comenzar con escalofríos, fatiga y falta de coordinación. Si las condiciones persisten, se produce una progresión: dificultad para hablar, pulso débil y, finalmente, pérdida de consciencia. Cuando aparece, la única forma de revertirla es elevar la temperatura corporal. En cualquier caso, lo mejor es prevenirla. Para ello, el jengibre estimula el metabolismo y mejora la combustión de la grasa almacenada mediante una reacción que libera calor en el cuerpo. También tiene la capacidad de dilatar los vasos sanguíneos, llevando sangre más caliente y calor a la piel. Aquellos que se exponen con frecuencia al frío deben incluir el jengibre en su dieta para elevar la temperatura corporal. Las personas que corren más riesgo son quienes están a la intemperie cuando hace frío. Los niños son especialmente sensibles a ella. Tienen un cuerpo más pequeño, pierden calor más deprisa que los adultos y a menudo ignoran las señales de advertencia si se están divirtiendo. Sin embargo, también se puede padecer en espacios interiores. Los ancianos que permanecen en una habitación con poca o ninguna calefacción corren el riesgo de perder demasiado calor corporal. A medida que envejecemos, el cuerpo no regula tan bien la temperatura interna y se pierde la capacidad de percibir el frío. La hipotermia puede manifestarse sin síntomas evidentes. Beber té de jengibre caliente varias veces al día durante los meses más fríos es muy beneficioso para prevenirla.

62. INDIGESTIÓN

Por indigestión se entiende la sensación de plenitud excesiva durante una comida o una sensación incómoda de saciedad después de comer. Suele ir asociada a dolor, hinchazón y ardor de estómago. Comer demasiado, hacerlo demasiado rápido, ingerir ciertos tipos de alimentos o algunos medicamentos pueden provocarla. El tabaco y la ansiedad también influyen. A veces, la indigestión se produce sin ninguna razón aparente. Lo que la causa en una persona puede no causarla en otra. Cada cual debe conocer sus desencadenantes y evitarlos. A veces ni siquiera basta con tomar esas medidas, en cuyo caso se recetan medicamentos para encontrar alivio. Los antiácidos, los antibióticos y los antiestrés pueden aliviar los síntomas, pero también producen náuseas, estreñimiento, diarrea, dolor de cabeza, dolor abdominal, mareos, aumento de peso y otros problemas digestivos.

El jengibre se ha utilizado como tratamiento eficaz y natural contra la indigestión durante mucho tiempo y en numerosas culturas. Se han realizado estudios que demuestran su eficacia. Puede disminuir la sensación de ardor asociada a menudo con la indigestión al aumentar el nivel de prostaglandinas en el estómago, que protegen el revestimiento de lesiones e inhiben la secreción de ácido.[73] También reduce significativamente el dolor de estómago relacionado con la indigestión por la presencia de úlceras. En un estudio con ratas, el 6-gingerol del jengibre inhibió las lesiones gástricas de estos animales en un 55 %.[74] El jengibre reduce la hinchazón al aumentar la velocidad de vaciado de los alimentos del estómago y los intestinos.[75, 76, 77, 78] La eliminación física de los alimentos y los gases del estómago alivia la indigestión a un ritmo mucho más rápido. Beber té de jengibre o comer la raíz en polvo una hora antes de una comida debería dar tiempo suficiente para prevenirla. Añadir unas gotas de aceite de jengibre a un aceite portador y masajear la zona del abdomen también ayuda a aliviar los gases y la hinchazón.

63. INFLAMACIÓN DE TESTÍCULOS
—

Los testículos son los órganos sexuales masculinos que producen esperma y la hormona testosterona. Pueden producirse infecciones víricas o bacterianas, ya sea en la sangre, desde otras zonas del cuerpo o por infección en el conducto que transporta el semen hacia el exterior del testículo. El resultado es sensibilidad en la zona, hinchazón, enrojecimiento, dolor, fiebre, náuseas, vómitos y presencia de sangre en el semen. La mayoría de los casos se tratan con antibióticos para destruir las bacterias causantes de la infección, pero este tratamiento es ineficaz si la causa es vírica.

El jengibre es un remedio eficaz para combatir estas infecciones. La raíz contiene propiedades antibacterianas y antivirales que destruyen la fuente de la infección, así como propiedades antiinflamatorias para reducir la hinchazón. Dado que los testículos son muy sensibles, incluso una lesión menor puede causar mucho dolor. El jengibre también es eficaz en este caso. Ayuda a reducir el dolor primario en los testículos y el dolor referido en la ingle y el abdomen. El aceite de jengibre puede aplicarse directamente sobre los testículos para reducir el dolor y la inflamación.

64. INTOXICACIÓN ALIMENTARIA

—

La intoxicación alimentaria es un estado patológico causado por la ingestión de alimentos contaminados con virus, bacterias, parásitos o las toxinas que producen. Las náuseas, los vómitos y la diarrea pueden empezar tan solo unas horas después de ingerir alimentos contaminados o tardar hasta varias semanas en manifestarse. La mayoría de los casos son leves y se resuelven solos en unas horas o pocos días. Es muy importante reponer los líquidos perdidos para evitar la deshidratación. Si se descubre que la causa es de origen bacteriano, el médico puede recetar antibióticos.

La intoxicación alimentaria pasa factura y deja el cuerpo extremadamente fatigado y a la persona en un estado de apatía. Es necesario descansar, pero es difícil hacerlo cuando se ha de ir corriendo al baño cada quince minutos. Aquí es donde entra en juego el jengibre. El jengibre ha demostrado ser eficaz para reducir las náuseas y los vómitos, de modo que el cuerpo puede encontrar el descanso necesario y mantener los líquidos en el organismo el tiempo suficiente para que los absorba. Esto contribuirá en gran medida a la recuperación. Tras su consumo, el jengibre se concentra en el estómago y los intestinos y ayuda a prevenir las contracciones intestinales, anormalmente fuertes y rápidas, que caracterizan la diarrea. Esto reduce los dolorosos calambres y ayuda a retener líquidos, lo que permite a la persona descansar más fácilmente. Por último, las propiedades antibacterianas, antivirales y antiparasitarias del jengibre pueden combatir de forma eficaz la fuente de contaminación alimentaria para librar al organismo de la enfermedad.

65. MAREO EN VIAJES
—

Casi todo el mundo ha experimentado en algún momento de su vida marearse al viajar. Ocurre igualmente en las atracciones de los parques de atracciones, cuando de repente ya no son tan atractivas porque los movimientos de arriba abajo, de un lado al otro, circulares y bruscos pueden provocar mareos intensos, sudores fríos, náuseas y vómitos. Esta sensación puede producirse durante cualquier tipo de viaje o movimiento, incluidos los viajes en avión, barco, coche o tren. Ocurre cuando las señales recibidas de los ojos, el cuerpo y el oído interno envían mensajes contradictorios al cerebro. A menudo se prescriben medicamentos en forma de pastillas o parches, pero pueden causar somnolencia, sequedad de boca, visión borrosa y desorientación.

El jengibre se prescribe habitualmente para el mareo y se ha comprobado que es incluso más eficaz que la biodramina para calmar las náuseas.[79] Un ensayo con ochenta marineros propensos al mareo mostró que los que tomaron 1.000 miligramos (½ cucharadita) de jengibre en polvo tuvieron menos vómitos y menos sudores fríos en comparación con los que tomaron un placebo. También se observó una reducción de los síntomas de náuseas y vértigo, aunque no fue estadísticamente significativa.[80] En otro estudio se trató a los sujetos con 1.000 o 2.000 miligramos (entre ½ y 1 cucharadita) de jengibre antes de inducirles diversos estímulos para provocarles náuseas. Los participantes experimentaron una reducción significativa de las náuseas, de la actividad eléctrica del estómago y de la hormona que las provoca.[81] Este estudio demuestra cómo actúa el jengibre en el organismo para contrarrestar el mareo. En definitiva, el jengibre puede utilizarse antes de viajar para prevenir el mareo o como tratamiento de las náuseas si ya se sufren las molestias del mareo.

66. MASTITIS
—

La mastitis es una infección dolorosa del tejido mamario que suele afectar a las madres que amamantan a sus hijos, aunque también se ha dado en mujeres que no amamantan. Suele aparecer durante los tres primeros meses de lactancia y, por lo general, en un solo pecho. Si la leche no se vacía completamente de los conductos lácteos durante la lactancia, puede obstruir el conducto, haciendo que la leche se estanque y se convierta en un caldo de cultivo propicio para que se reproduzcan las bacterias. Las bacterias de la piel de la madre o de la boca del bebé también pueden penetrar en los conductos galactóforos y provocar una infección. Los síntomas de la mastitis pueden aparecer rápidamente y causar dolor, hinchazón, sensibilidad, calor, enrojecimiento y fiebre. Como se trata de una infección bacteriana, se prescribe un tratamiento con antibióticos. A menudo se utilizan analgésicos junto con los antibióticos.

A diferencia de otros grupos étnicos que viven en la región, las mujeres kry (grupo mencionado anteriormente) amamantan a sus bebés inmediatamente después del parto, al igual que muchas mujeres en nuestra cultura. No es de extrañar, pues, que las madres kry padezcan a veces mastitis. No tienen acceso a nuestros antibióticos y analgésicos, pero han ideado una forma eficaz de superar esta infección. Hacen una cataplasma con las hojas de la planta del jengibre y la aplican en los pechos para mejorar el flujo de leche y reducir el dolor y la inflamación.[82] Esto respalda los estudios que han demostrado las propiedades antiinflamatorias y analgésicas del jengibre. De hecho, el jengibre debería considerarse una alternativa a los fármacos antiinflamatorios, ya que se ha demostrado que es tan eficaz como el ibuprofeno para reducir la hinchazón.[83] El jengibre también tiene propiedades antibacterianas para combatir la infección al tiempo que no combate las bacterias buenas en el intestino que necesitamos para mantener un tracto digestivo sano. En cambio, los antibióticos destruyen las bacterias útiles del intestino y el organismo puede tardar algún tiempo en recuperarse.

67. METABOLISMO LENTO

—

Las reacciones químicas del organismo convierten todo lo que se consume en nutrientes para mantener la buena salud y el correcto funcionamiento de las células de todo el cuerpo. Algunas de estas reacciones descomponen compuestos para utilizarlos como energía. Otras reacciones crean compuestos que las células utilizan para llevar a cabo su trabajo y para hacer crecer y reparar los tejidos. Muchas de las vitaminas y minerales del jengibre desempeñan un papel crucial en el impulso del metabolismo. Actúan como enzimas que aceleran las reacciones necesarias para producir la energía necesaria para las funciones del organismo. Sin estas enzimas, las reacciones serían demasiado lentas o se detendrían por completo, provocando un metabolismo lento, lo que acabaría repercutiendo en la salud.

Hay muchas razones que explican el metabolismo lento. Con la edad, la masa muscular disminuye y la grasa representa más peso corporal. Los músculos queman más energía que grasa. Por lo general, las mujeres tienen un mayor porcentaje de grasa que los hombres, por lo que el metabolismo tiende a ser más lento en ellas. Las personas que siguen una dieta pueden restringir demasiado sus calorías, lo que provoca una ralentización del metabolismo para conservar energía. Algunas afecciones, como una tiroides poco activa o la diabetes, están asociadas al metabolismo lento, mientras que ciertos medicamentos y la genética también influyen.

El jengibre es una sustancia que estimula el metabolismo y puede aumentar la quema de grasa para producir calor, un proceso denominado *termogénesis*. El consumo de alimentos que estimulan la producción de calor puede acelerar el metabolismo hasta en un 5 % y el potencial de quema de grasas hasta en un 16 %.[84] En un estudio, los hombres que consumieron 2.000 miligramos (1 cucharadita) de jengibre en polvo en el desayuno mostraron una mayor termogénesis y declararon sentir menos hambre al cabo de tres horas, en comparación con los que no lo consumieron.[85] Se demostró que el compuesto 6-gingerol es el agente termogénico más potente del jengibre.[86] Así pues, comer alimentos con jengibre, y otros picantes, puede acelerar el metabolismo lento y ayudar al cuerpo a quemar combustible.

68. NÁUSEAS MATUTINAS DEL EMBARAZO

Las náuseas matutinas durante el embarazo, que pueden desembocar en vómitos, están causadas con probabilidad por cambios hormonales en el organismo. Son más frecuentes en el primer trimestre, pero pueden persistir durante toda la gestación y afectar a la mujer no solo por la mañana, sino durante todo el día. La mayoría de los casos de náuseas matutinas no necesitan tratamiento, pero, si realmente molestan a la madre, el médico puede recetarle inyecciones de vitamina B6, antihistamínicos o medicamentos específicos contra las náuseas.

A menudo se recomienda a las mujeres que beban *ginger ale* para asentar el estómago y reducir las náuseas. Sería un buen consejo si esta bebida, en su versión comercializada, contuviera jengibre. Sin embargo, la mayoría de las marcas no lo contienen, sino que utilizan aromatizantes de jengibre: estos, obviamente, no aportan ninguno de los beneficios del jengibre.

En su lugar, el té de jengibre hecho con jengibre recién cortado proporcionará un remedio contra las náuseas. Por suerte para las mamás, el jengibre se ha estudiado ampliamente en mujeres embarazadas y ha resultado ser muy eficaz y seguro. Un estudio demostró que 500 miligramos (¼ de cucharadita) de extracto de jengibre en polvo reducían significativamente las náuseas. No se observó ningún efecto sobre el peso del bebé al nacer, la edad gestacional o la frecuencia de anomalías congénitas.[87] Otro estudio demostró que 1.000 miligramos (½ cucharadita) de jengibre al día reducían significativamente las náuseas y los vómitos en mujeres embarazadas[88] e incluso eran tan eficaces como el dimenhidrinato para las náuseas, pero sin sus efectos secundarios.[89] A pesar de su seguridad demostrada, siempre es aconsejable consultar al médico antes de tomar cualquier medicamento durante el embarazo, y el jengibre no es una excepción.

69. NÁUSEAS POR EL TRATAMIENTO DEL VIH/SIDA

—

El sida está causado por el VIH, el virus de la inmunodeficiencia humana, que debilita el sistema inmunitario de la persona que lo padece y su capacidad para combatir las infecciones. Las relaciones sexuales sin protección y el uso compartido de agujas son las formas más comunes de transmisión del virus. No existe cura, pero el tratamiento con antirretrovirales ralentiza la progresión de la enfermedad y ayuda a prevenir infecciones secundarias. Aunque existen varias opciones de tratamiento, casi todos los medicamentos contra el VIH provocan náuseas y vómitos. Puede ser difícil seguir un tratamiento que produce náuseas, aunque solo sea durante unas semanas.

Se ha demostrado que el jengibre reduce las náuseas y los vómitos provocados por el mareo, el embarazo y la quimioterapia. Una investigación reciente ha demostrado la eficacia del jengibre para combatir las náuseas en los tratamientos retrovirales administrados a pacientes con VIH. En el estudio, pacientes infectados por el VIH tomaron 500 miligramos (¼ de cucharadita) de jengibre dos veces al día, treinta minutos antes de la dosis del antirretroviral. Tanto las náuseas como los vómitos se redujeron a lo largo de los catorce días de tratamiento.[90] La suplementación con jengibre disminuye las molestias de las náuseas provocadas por el tratamiento antirretroviral, lo que a buen seguro anima a los pacientes a continuar con su terapia.

70. NÁUSEAS POR QUIMIOTERAPIA

La quimioterapia es un tipo de tratamiento contra el cáncer que utiliza uno o varios fármacos para destruir las células cancerosas de crecimiento rápido. La terapia suele provocar náuseas y vómitos en los pacientes, dependiendo de los fármacos que se reciban, las dosis y si se acompaña de otras terapias, como la radioterapia. El estrés y la ansiedad pueden aumentar el riesgo de náuseas que, una vez iniciadas, son difíciles de controlar. Esto se suma a la fatiga del paciente y es la razón por la que los médicos recetan medicamentos contra las náuseas para prevenirlas antes de que empiecen. Existe una amplia gama de fármacos muy eficaces. En la actualidad, la quimioterapia puede realizarse en régimen ambulatorio, lo que permite a los pacientes seguir con su vida normal durante el tratamiento. Aunque los distintos fármacos provocan diferentes efectos secundarios, los más comunes son diarrea, estreñimiento, dolor de cabeza, dolor estomacal y muscular, llagas en la boca y cambios en las capacidades cognitivas.

Los pacientes de cáncer sometidos a quimioterapia suelen sentir ansiedad por los resultados y se sienten física y emocionalmente agotados. Las náuseas son muy frecuentes en este tratamiento y pueden aparecer incluso cuando se administran medicamentos para combatirlas. Prevenirlas de antemano contribuye en gran medida a mejorar la calidad de vida del paciente. Se sabe que el jengibre reduce tanto las náuseas como los vómitos y puede constituir una medida preventiva útil para los pacientes. Tiene pocos o ningún efecto secundario, pero es aconsejable consultar con un médico para asegurarse de que no habrá posibles interacciones con otros medicamentos que se estén tomando. Los estudios han confirmado el papel del jengibre en pacientes de quimioterapia cuando se utiliza junto con medicamentos contra las náuseas. En un ensayo a doble ciego se probaron tres dosis de jengibre frente a un placebo en pacientes que también tomaban un fármaco contra las náuseas. La administración de suplementos de jengibre comenzó tres días antes del tratamiento de quimioterapia y continuó durante un total de seis días. Todas las dosis de jengibre redujeron significativamente las náuseas el primer día de quimioterapia, siendo las más eficaces las de 500 miligramos y 1.000 miligramos (entre ¼ y ½ cucharadita) de jengibre.[91] Estos datos están respaldados por otro ensayo doble ciego en el que las cápsulas de polvo de raíz de jengibre resultaron eficaces para reducir las náuseas en pacientes de quimioterapia, tanto niños como adultos, que también recibieron ondansetrón y dexametasona, dos fármacos administrados con el mismo objetivo.[92] El jengibre puede utilizarse junto con la medicación convencional para reducir aún más las náuseas y hacer que el paciente se sienta más cómodo.

El jengibre también tiene efectos gastroprotectores y puede aliviar la diarrea y el estreñimiento al calmar los músculos de las paredes intestinales, reducir los calambres y mejorar el transporte de alimentos a través del sistema digestivo. El jengibre contiene potentes sustancias antiinflamatorias y ayuda a aliviar el dolor de cabeza y las migrañas al inhibir las prostaglandinas que causan inflamación y el consiguiente dolor en los vasos sanguíneos del cerebro. También se sabe que aumenta la concentración, cuya pérdida es otro posible efecto secundario de la quimioterapia.

71. NÁUSEAS TRAS UNA CIRUGÍA

—

Las náuseas postoperatorias pueden aparecer entre veinticuatro y cuarenta y ocho horas después de la intervención e ir acompañadas de arcadas y vómitos. Las suele causar la anestesia administrada. Esta es necesaria para proporcionar un alivio temporal del dolor, relajación muscular e inconsciencia. Las náuseas no solo causan un malestar extremo, sino que también pueden aumentar el tiempo de estancia en el hospital y provocar, en algunos casos, el reingreso del paciente. Casi todas las personas han tenido la desgracia de sufrir náuseas en algún momento de su vida y saben lo mucho que afecta a su capacidad para mantener una rutina diaria normal.

En un estudio, la toma antes de una intervención de 1.000 miligramos (½ cucharadita) de jengibre redujo las náuseas y los episodios de vómitos en pacientes tras una operación quirúrgica ginecológica sin que se notificaran efectos secundarios.[93, 94] Estos beneficios se produjeron en diversas intervenciones quirúrgicas en las que los investigadores estudiaron el potencial antiemético postoperatorio del jengibre.[95] El jengibre no tiene que tomarse por vía oral para tener efecto sobre las náuseas. Un anestesista estudió si un 5 % de aceite de jengibre aplicado sobre la piel antes de la cirugía mejoraría las náuseas y los vómitos postoperatorios. Se descubrió que el 80 % de los pacientes que se sometieron a la aplicación tópica de jengibre no experimentaron náuseas, en comparación con el 50 % de los pacientes que no recibieron el aceite de jengibre. Ambos grupos fueron tratados también con terapias convencionales.[96] No cabe duda de que tomar jengibre antes de la cirugía puede ayudar a prevenir o reducir las náuseas de la anestesia. Esto puede hacer que el paciente se recupere mucho más rápido y mejorar la experiencia quirúrgica en general.

72. OTITIS EXTERNA

—

El agua que permanece en el oído después de nadar puede causar una infección en el interior del conducto auditivo externo. Ese ambiente cálido y húmedo es el caldo de cultivo perfecto para las bacterias que suelen encontrarse en el agua. Estas invaden fácilmente la piel y se multiplican. La infección provoca picor y enrojecimiento, que pueden intensificarse hasta causar dolor intenso en el oído y alrededor de él, secreción de pus, fiebre y obstrucción parcial o total del conducto auditivo externo. Para detener la infección, los médicos suelen recetar antibióticos y gotas para los oídos que contienen antibióticos y esteroides. También se recomienda tomar analgésicos, como el ibuprofeno.

El jengibre puede aliviar todos los síntomas de la otitis externa e incluso destruir las bacterias causantes de la infección. Contiene potentes sustancias antiinflamatorias que ayudan a reducir la hinchazón y el enrojecimiento al inhibir las prostaglandinas que causan la inflamación. Esto permite a los tejidos aliviar la presión sobre los nervios y eliminar cualquier dolor. Incluso se ha descubierto que el jengibre es tan eficaz como el ibuprofeno como analgésico.[97] También contiene agentes antibacterianos que destruyen la fuente de la infección para que los tejidos del oído puedan recuperarse.

REMEDIO PARA LA OTITIS EXTERNA
- 1 cucharadita de jengibre fresco
- 2 cucharadas de aceite de oliva

1. Pica el jengibre fresco y ponlo en aceite de oliva.
2. Calienta poco a poco, al baño maría, durante veinte minutos. Los aceites esenciales del jengibre pasarán al aceite de oliva con sus principios activos.
3. Retira el jengibre del aceite. Túmbate de lado, de modo que el oído infectado quede hacia arriba. Con un gotero, echa dos o tres gotas en el oído. Permanece tumbado durante varios minutos. Ten cerca un pañuelo para limpiar el aceite que salga del oído al volver a ponerte de pie.

73. PÉRDIDA DE PESO

Cuando el cuerpo acumula demasiada grasa corporal, aumenta el riesgo de sufrir problemas de salud, como diabetes, cardiopatías y ciertos tipos de cáncer. Perder peso mejora o previene cualquier afección relacionada. La grasa se acumula en el cuerpo cuando se ingieren más calorías de las que se queman. El organismo almacena este exceso de calorías en forma de grasa. Hacer ejercicio y seguir una dieta sana, con una ingesta calórica adecuada, ayuda a quemar la grasa almacenada y a reducir el peso corporal.

Una forma relativamente fácil de aumentar el potencial quemagrasas del organismo es ingiriendo jengibre. Este es un alimento termogénico, lo que significa que quema las calorías de los alimentos recién ingeridos y las convierte en calor. El consumo de alimentos que estimulan al cuerpo a producir calor aumenta el metabolismo hasta en un 5 % y el potencial de quema de grasas hasta en un 16 %.[98] En un estudio, los hombres que consumieron 2.000 miligramos

(1 cucharadita) de jengibre en polvo en el desayuno mostraron una mayor termogénesis y declararon sentir menos hambre al cabo de tres horas en comparación con los que no lo consumieron.[99] Sentirse saciado durante más tiempo evita picar entre horas y, por tanto, el consumo de calorías adicionales. De este modo, el jengibre desempeña un papel en el control del peso.

Durante el proceso de pérdida de peso, las personas a menudo informan de que llegan a un punto de estancamiento en el que ya no se ven capaces de seguir adelgazando a pesar de los continuos esfuerzos con el ejercicio y la dieta. Esto se debe a que el metabolismo se ralentiza con el tiempo. El jengibre puede contrarrestar esta disminución del metabolismo. Los gingeroles y shogaoles del jengibre activan un compuesto que aumenta la secreción de adrenalina.[100] La adrenalina aumenta la circulación de la sangre en el cuerpo y la entrada de oxígeno en los pulmones. Una cantidad extra de oxígeno se bombea por todo el cuerpo y aumentan los niveles de energía al quemar glucosa. Al igual que la quema de grasas, la quema de glucosa consume calorías y ayuda a perder peso. El jengibre puede aumentar el metabolismo, lo que permite al organismo quemar calorías de forma eficaz descomponiendo grasas, hidratos de carbono y proteínas y convirtiendo los alimentos en energía.

74. SÍNDROME DEL INTESTINO IRRITABLE
—

El síndrome del intestino irritable (SII) es un trastorno frecuente del colon. Se produce cuando los músculos del intestino se contraen con más fuerza o durante más tiempo de lo normal o cuando las contracciones son débiles en exceso, lo que ralentiza la progresión de los alimentos por el organismo. Las anomalías de la parte del sistema nervioso presente en el colon también pueden ser responsables. Sin embargo, el SII no provoca cambios en el tejido intestinal y no aumenta el riesgo de cáncer, como sí lo hacen la enfermedad de Crohn y la colitis ulcerosa. Sin embargo, afecta a la calidad de vida porque la aparición de los síntomas puede ser imprevisible y producirse en momentos inoportunos, lo que causa estrés a quien lo padece. El dolor abdominal y los calambres suelen ser los primeros signos de que el intestino está actuando. A menudo, a continuación aparece diarrea o estreñimiento, con la expulsión de gases excesivos y, a veces, mucosidad en las heces. No es infrecuente que se alternen episodios de diarrea y estreñimiento. El SII es crónico y no puede curarse, pero los síntomas suelen desaparecer durante periodos de tiempo, lo que proporciona a la persona cierto alivio. No se sabe qué causa la patología, pues cada persona tiene su propio conjunto de desencadenantes que pueden hacer que aparezcan los síntomas. Los desencadenantes más comunes son determinados alimentos, el estrés, las hormonas y otras enfermedades gastrointestinales. Dado que se desconoce la causa, se recomiendan cambios en el estilo de vida para controlar la afección. Se recomienda aprender a evitar los alimentos que la desencadenan, reducir el estrés y tomar probióticos. Los medicamentos recetados por el médico, como los antiespasmódicos, antidepresivos y antibióticos, pueden tratar los síntomas del SII, pero también causar otros trastornos gastrointestinales, aumento de peso, fatiga, visión borrosa, dolores de cabeza, etc.

El jengibre se utiliza desde hace siglos para tratar los trastornos gastrointestinales. Es una forma fácil de aliviar los síntomas del SII sin tener que seguir una medicación al uso. Un estudio clínico aleatorizado probó una mezcla de hierbas que contenía jengibre y otras dos hierbas frente a la mebeverina, un medicamento comúnmente recetado para este trastorno. Tras ocho semanas de tratamiento, la mezcla de hierbas con jengibre resultó tan eficaz como la mebeverina para reducir los síntomas. No se registraron efectos adversos.[101] El jengibre se ocupa de los calambres al aliviar los músculos intestinales y reducir la gravedad de los espasmos musculares. También disminuye la hinchazón intestinal[102] y alivia el dolor, lo que ayuda a mitigar las molestias. Acelera asimismo el movimiento de los alimentos a través del estómago aumentando las contracciones musculares que los llevan al intestino delgado.[103, 104] Esto es importante porque los alimentos que permanecen demasiado tiempo en el estómago pueden fermentar, lo que provoca gases. Por lo tanto, el jengibre no solo reduce la posibilidad de un exceso de gases, sino que también desplaza los ya presentes a través del sistema digestivo para una expulsión más rápida. Así se alivia la sensación de hinchazón y dolor.

75. TOS

La tos es la reacción del organismo a la irritación de las vías respiratorias o un acto reflejo para eliminar la mucosidad y los cuerpos extraños de los pulmones y las vías respiratorias superiores. El humo, el polvo, las alergias, el asma, algunos medicamentos, los broncoespasmos o un objeto inhalado provocan tos seca. La tos húmeda se produce cuando la mucosidad drena por la parte posterior de la garganta desde los senos paranasales o sube por las vías respiratorias desde los pulmones. Las infecciones, los virus, las enfermedades pulmonares, el goteo postnasal y el tabaco pueden provocar tos húmeda. La gente suele comprar medicamentos expectorantes para acabar con la congestión y antitusivos para intentar detener la tos. Estos medicamentos pueden crear adicción y provocar mareos, somnolencia, náuseas y vómitos, incluso en las dosis recomendadas. Por su parte, el jengibre se utiliza desde hace miles de años para combatir la tos.

En un estudio reciente se extrajeron polisacáridos (hidratos de carbono de cadena larga) de rizomas de jengibre y se administraron por vía oral a cobayas. Se produjo una reducción significativa de la tos y no se observaron signos de adicción.[105] También se sabe que el jengibre descompone y elimina la mucosidad de las vías respiratorias, lo que alivia algunas formas de tos. El Centro Médico de la Universidad de Maryland sugiere añadir una gota de aceite de jengibre o unas rodajas de la raíz a un cuenco con agua muy caliente e inhalar profunda y lentamente el vapor, con cuidado de no quemar las fosas nasales. Beber té de jengibre varias veces al día también aporta beneficios. La combinación de jengibre fresco rallado, zumo de limón recién exprimido y miel en una bebida supone un calmante muy recomendable para aliviar la tos y el dolor de garganta, así como la congestión.

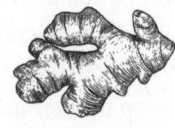

GESTIÓN DEL BIENESTAR

76. ABSORCIÓN DE NUTRIENTES

Para gozar de una salud óptima, se recomienda seguir una dieta rica en proteínas magras, hidratos de carbono complejos, grasas buenas, vitaminas y minerales. Si el cuerpo no absorbe bien estos nutrientes, los esfuerzos por mantener una dieta sana caerán en saco roto. Es vital que el cuerpo reciba nutrientes que le proporcionen la energía necesaria para funcionar de manera correcta. Se necesitan diferentes cantidades de cada nutriente y algunos se absorben más fácilmente que otros. Si se padecen problemas digestivos, la absorción de los nutrientes puede no ser óptima y la salud general se verá comprometida.

La raíz de jengibre se utiliza desde hace mucho tiempo como apoyo al sistema gastrointestinal. Tras su consumo, el jengibre se concentra en el estómago y los intestinos, donde ejerce numerosos efectos beneficiosos. El jengibre estimula las contracciones musculares del estómago,[106] mejora el transporte de los alimentos a través del sistema digestivo[107] y aumenta la velocidad de vaciado gástrico cuando se toma una hora antes de comer.[108] En los intestinos, el jengibre estimula la actividad enzimática para descomponer los alimentos y mejora la absorción de nutrientes y agua de los mismos.

Las vitaminas B del jengibre intervienen en la formación de ácido clorhídrico, la sustancia que descompone los alimentos en el estómago. Con la edad, los niveles de este ácido disminuyen y los alimentos no se digieren tan bien. Si estos no se descomponen de la manera adecuada, son demasiado complejos para atravesar las paredes intestinales y pasar a la sangre, desde donde se transportan a las células para su uso. En su lugar, se eliminan con todos los nutrientes que contienen. Las vitaminas del grupo B son esenciales para descomponer los hidratos de carbono, las grasas y las proteínas de modo que puedan atravesar la pared intestinal. El jengibre contribuye a los procesos digestivos físicos y químicos y aumenta el potencial de absorción de los nutrientes para que estén disponibles para el organismo.

77. CONCENTRACIÓN

La concentración es la capacidad de mantener la mente focalizada en una actividad durante el tiempo deseado. Parece que algunas personas son capaces de concentrarse en una tarea durante varias horas, mientras que a otras les cuesta mantener ese estado más de unos pocos minutos. Algunas afecciones médicas interfieren en la capacidad de concentración, al igual que los problemas psicológicos y cognitivos. La falta de concentración puede ser un síntoma de algo más, por lo que es importante acudir a un profesional cualificado si se sospecha que existe una razón subyacente. Muchas personas parecen perder la concentración a medida que envejecen y tienden a aburrirse, distraerse o perderse en ensoñaciones. Cada vez más estudios científicos apuntan a dos regiones de los lóbulos frontales del cerebro que, con la edad, se ven afectadas y, con ello, disminuye la capacidad de concentración. Este cambio comienza en la edad adulta y se acentúa en los ancianos.[109] Un estudio con mujeres en edad adulta demostró que ingerir 400 miligramos u 800 miligramos (⅕ o ⅖ de cucharadita) de jengibre al día durante dos meses mejoraba la función cognitiva con respecto al placebo.[110] El jengibre es eficaz por sus antioxidantes, que impiden que los radicales libres del cerebro oxiden otras moléculas. Esto previene el envejecimiento prematuro, el daño y el deterioro de la función de las células. El jengibre es especialmente efectivo para mantener la integridad de los tejidos cerebrales, ya que el cerebro utiliza hasta el 25 % del oxígeno del organismo y corre un mayor riesgo de sufrir daños oxidativos.

78. ELIMINACIÓN DE TOXINAS
—

Hay toda una serie de toxinas que pueden afectar al organismo. Son sustancias venenosas que favorecen las infecciones y las enfermedades al dañar las células y alterar el funcionamiento de los tejidos. Las toxinas pueden ingerirse con los alimentos, absorberse a través de la piel o inhalarse. Si las toxinas son patógenas, el jengibre puede utilizarse para detener su propagación por el organismo. El jengibre es un conocido agente antiviral, antibacteriano y antifúngico, y puede ayudar al organismo a deshacerse de estas toxinas impidiendo que se adhieran a las células y causen infecciones. También ayuda al cuerpo a transpirar para limpiar las toxinas del sistema más rápidamente. Para ello, aumenta la quema de grasas para producir calor, un proceso denominado *termogénesis*. El compuesto 6-gingerol del jengibre es un potente agente termogénico.[111] El sistema inmunitario es la defensa del organismo contra las toxinas. Y la vitamina C del jengibre lo estimula, reforzándolo en la búsqueda y destrucción de las toxinas que ya se encuentran en el organismo.

79. ENERGÍA

Todo el mundo tiene momentos de cansancio durante el día que le hacen desear echarse una siesta rápida en el sofá, pero, en lugar de eso, muchos recurren a bebidas con cafeína para despejarse. Una combinación de factores puede conducir a la falta de energía. Los más comunes son la falta de sueño, la mala alimentación, el estrés y la depresión. Ocuparse del origen de lo que nos resta energía es un buen primer paso a fin de darle al cuerpo lo que necesita para funcionar correctamente y proporcionarle la energía suficiente para sobrellevar felizmente el día. Acostarse antes, reducir las grasas saturadas y el azúcar, combatir el estrés o hacer terapia son formas de lograrlo. Para animarte aún más, toma un poco de jengibre cada día.

El jengibre activa el metabolismo para permitir que el cuerpo queme calorías de forma eficiente descomponiendo grasas, carbohidratos y proteínas y convirtiendo los alimentos en energía. Los gingeroles y shogaoles del jengibre activan un compuesto que aumenta la secreción de adrenalina.[112] La adrenalina aumenta la circulación de la sangre en el cuerpo y la entrada de oxígeno en los pulmones. El oxígeno extra se bombea por todo el cuerpo y eleva los niveles de energía al quemar glucosa.

El jengibre es un alimento termogénico, lo que significa que quema las calorías de los alimentos recién ingeridos y las convierte en calor. El consumo de alimentos que estimulan al cuerpo a producir calor inciden en la aceleración del metabolismo hasta en un 5 %.[113] Y, como se ha señalado anteriormente, un aumento del metabolismo suministra más energía. Además, estimular el cuerpo para que produzca calor fomenta la sudoración, que elimina las toxinas. Estas son perjudiciales y pueden restar una parte de la energía, que se usará para hacerles frente, provocando fatiga. Los hombres que consumieron 2.000 miligramos (1 cucharadita) diarios de jengibre en polvo en el desayuno mostraron una mayor termogénesis y declararon sentir menos hambre al cabo de tres horas, en comparación con los que no lo consumieron.[114] El jengibre mantiene la energía durante más tiempo sin tener que volver a ingerir tan rápidamente.

Si la depresión está causando fatiga, el jengibre también puede ayudar. El geraniol que se encuentra en el aceite esencial de jengibre tiene un efecto antidepresivo.[115] Otro compuesto del jengibre, la dehidrozingerona, tiene potentes efectos antidepresivos a través de importantes sustancias químicas del cerebro que actúan como hormonas y neurotransmisores.[116] El jengibre es muy seguro y no crea adicción. Es una muy buena alternativa a los antidepresivos, a menudo demasiado utilizados. Una forma sencilla de recargar las pilas con el jengibre es aplicar unas gotas de su aceite en un algodón e inhalarlo de vez en cuando.

80. FUERZA
—

La cantidad de peso que una persona puede levantar, empujar o arrastrar viene determinada por la fuerza muscular. Muchas personas hacen entrenamiento de fuerza para aumentar la masa muscular y fortalecerse. El levantamiento de pesas o el entrenamiento de resistencia con el peso corporal ayudan a conseguirlo. Esta forma de entrenamiento rompe los músculos y, durante la reparación, se produce un nuevo y mayor crecimiento del tejido muscular. Según parece, los músculos aumentan de tamaño para proteger al cuerpo de futuras tensiones.

Los desgarros microscópicos en las fibras musculares pueden causar inflamación y dolor. El jengibre ha demostrado su eficacia en el tratamiento de este tipo de dolor. En un estudio, los individuos que consumieron 2.000 miligramos (1 cucharadita) de jengibre durante once días antes practicar ejercicio, lo que previsiblemente les conllevaría dolor muscular, observaron reducciones de moderadas a grandes en la intensidad de su dolor.[117] Esto se debe, al menos en parte, a la capacidad del jengibre para reducir las prostaglandinas y los leucotrienos, que están asociados con el dolor y la inflamación. Esto acorta el tiempo de recuperación, de modo que el programa de entrenamiento de fuerza puede reanudarse antes de lo previsto.

Parece que los suplementos de jengibre también pueden potenciar los efectos del entrenamiento de fuerza. Esto se demostró en un estudio en el que un grupo de hombres recibió 1.000 miligramos (½ cucharadita) de jengibre al día y realizó ejercicios de entrenamiento de fuerza, mientras que otro grupo de hombres realizó los mismos ejercicios sin suplemento. Al cabo de diez semanas, se comprobó que ambos grupos aumentaron su masa muscular y disminuyeron la grasa corporal. Sin embargo, el grupo que tomó suplementos de jengibre obtuvo mejores resultados.[118] El jengibre ayuda a mejorar la fuerza física reduciendo el dolor y la inflamación muscular durante el proceso de entrenamiento y ayudando a potenciar sus efectos.

81. INTERPRETACIÓN VOCAL

Los cantantes necesitan mantener la voz en óptimas condiciones para poder actuar de manera continuada. Quienes suelen hablar en público también conocen la importancia de cuidar la voz si quieren transmitir sus mensajes o conocimientos a salas de conferencias abarrotadas. La voz puede verse afectada por el humo, la mala calidad del aire, el uso excesivo, las alergias o las infecciones. El jengibre se ha considerado durante mucho tiempo un remedio casero eficaz para los problemas vocales y muchos artistas lo utilizan hoy en día. Tiene la capacidad de reducir los niveles de prostaglandinas y leucotrienos en el cuerpo, que causan inflamación y el consiguiente dolor de los nervios de las cuerdas vocales. Esto devuelve la voz a la normalidad.

Si la irritación procede de un virus o una bacteria, el jengibre es un remedio eficaz para eliminar las infecciones de este tipo. Ayuda al sistema inmunitario a destruir los gérmenes más rápidamente y permite que los tejidos vocales cicatricen. El jengibre también tiene propiedades de termogénesis y puede aumentar el flujo sanguíneo a la zona. Esto mejora el tono y la flexibilidad vocal. Beber té de jengibre mantiene sano el tejido de las cuerdas vocales y proporciona hidratación para diluir cualquier flema que pueda impedir su correcto uso. Antes de ir al karaoke con los amigos, toma un sorbo de té de jengibre y las cuerdas vocales estarán en plena forma.

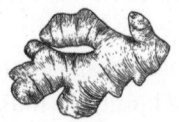

CAPÍTULO 3

PARA LOS QUE CUIDAN SU ASPECTO

—

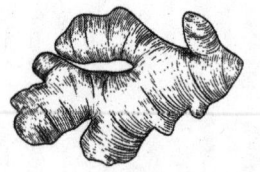

UNA BONITA PIEL

82. ACNÉ

—

Tener una piel bonita aporta confianza: se afrontan mejor los miedos, se asumen más riesgos y se alcanzan metas. Despertarse la mañana en que se va a dar una gran presentación delante de un centenar de personas y ver que el acné se ha extendido por la barbilla puede hacer que te sientas cohibido, ansioso o incluso deprimido. El acné es una afección de la piel que produce granos, espinillas, puntos blancos, pequeños quistes, nódulos y pápulas. Suele aparecer en la cara, pero también lo puede hacer en el cuello, el pecho, la espalda, la parte superior de los brazos, los hombros y las nalgas. Es uno de los problemas cutáneos más comunes. Se produce cuando las células muertas de la piel se adhieren al sebo (grasa) y quedan atrapadas en el interior de los poros. Las bacterias que viven en la piel a veces pueden quedar atrapadas ahí, con las células muertas. Esto proporciona un caldo de cultivo perfecto que hace que se multipliquen rápidamente. La piel se inflama. Si el acné penetra más profundamente, se forma un nódulo o pequeño quiste. Normalmente, el acné aparece en adolescentes y adultos jóvenes, pero puede afectar a cualquiera, incluso a los bebés. A veces deja cicatrices y manchas oscuras. El acné leve puede tratarse con productos de venta libre que contienen peróxido de benzoilo o ácido salicílico. En estos casos, tarda entre cuatro y ocho semanas en desaparecer. Para obtener mejores resultados, un dermatólogo debe tratar los casos más graves. Los especialistas recetan tratamientos tópicos, tratamientos corporales completos con antibióticos o procedimientos con láser, luces de diverso tipo o productos químicos.

El jengibre conlleva una serie de beneficios que ayudan a mantener la piel limpia, suave y sin acné. Reduce los niveles de prostaglandinas y leucotrienos que causan inflamación y el consiguiente dolor de los nervios al comprimirse. Esto ayuda a reducir la inflamación, el enrojecimiento y el dolor asociados a los granos de mayor tamaño. Se vuelven menos visibles y molestos para quienes los sufren. Las propiedades antibacterianas del jengibre destruyen las bacterias atrapadas en los poros para acortar la duración del acné y ayudan al sistema inmunitario a combatirlas. Cuando se recetan antibióticos, el jengibre puede complementarlos para proporcionar un poder adicional de lucha contra las bacterias. También favorece un sistema digestivo sano, lo que es especialmente importante durante un tratamiento con antibióticos, ya que estos destruyen las bacterias buenas del intestino. El sistema digestivo debe funcionar correctamente para absorber todos los nutrientes necesarios para disfrutar de una piel radiante. El jengibre estimula la circulación y favorece la transpiración. Todo esto favorece el transporte de las toxinas lejos de las zonas de acné y su eliminación a través del sudor. Por último, el jengibre tiene potentes compuestos antidepresivos que ayudan a mejorar el estado de ánimo[119] si el acné está causando sentimientos de depresión.

83. BLANQUEADOR DE PIEL

Hace no tanto tiempo estaba de moda tumbarse al aire libre durante horas bajo el sol del verano. Había quien llegaba incluso a untarse el cuerpo con aceite y poner un temporizador para saber cuándo debía darse la vuelta y así conseguir un bronceado uniforme. Hoy, sin embargo, sabemos más sobre los efectos nocivos de los rayos UV del sol y cómo contribuyen al envejecimiento de la piel y a desarrollar ciertas enfermedades. A veces, sin embargo, se olvida. El resultado puede ser un bronceado parcial en las piernas, los brazos y la cara, con marcas claras donde la piel estaba cubierta por la ropa. La imagen no suele ser agradable a la vista. Por este motivo, la persona puede optar por eliminar el bronceado. En algunas partes del mundo, el bronceado no está bien visto y se prefiere la piel clara. El bronceado indeseado es una molestia y muchas personas buscan formas de aclarar la piel.

En la siguiente receta exfoliante, el jengibre estimula el flujo de la sangre y los nutrientes a la piel para crear nuevas células cutáneas que sustituyan a las bronceadas, que se desprenden por la suave abrasión del azúcar y el alto contenido en ácido cítrico del limón. La vitamina E del jengibre y el aceite de oliva se utilizan para regenerar la piel y retener la humedad, lo que la mantiene sana e hidratada. El jengibre, el aceite de oliva y el limón contienen antioxidantes que protegen la piel de los rayos destructivos del sol y mantienen sanas las células cutáneas. Aplica suavemente en la piel este exfoliante y la notarás más clara, luminosa y suave.

EXFOLIANTE DE JENGIBRE PARA ACLARAR LA PIEL
- 2 cucharadas de jengibre
- 2 cucharadas de zumo de limón recién exprimido
- ½ vaso de aceite de oliva
- ½ vaso de azúcar

1. Mezcla el jengibre y el zumo de limón. Añade el aceite de oliva y el azúcar. Esto da lugar a un exfoliante para eliminar el bronceado de forma segura y eficaz con solo unas pocas aplicaciones.

84. BOLSAS DEBAJO DE LOS OJOS

A medida que envejecemos, el tejido que rodea los ojos empieza a perder elasticidad y a debilitarse. La grasa que antes estaba en el párpado superior puede empezar a desplazarse al inferior. Esto da un aspecto hinchado. El efecto se agrava si también se acumula líquido. Con el tiempo, la piel de debajo de los ojos puede parecer flácida y caída, y empezar a oscurecerse e hincharse. Este aspecto no molesta a algunas personas, pero otras quieren reducir la hinchazón para mejorar su imagen. Dormir lo suficiente, hacerlo con la cabeza elevada o utilizar compresas frías bajo los ojos son recomendaciones habituales.

Otra forma de reducir la hinchazón es mediante el jengibre. Este puede añadirse a la dieta o aplicarse con bolsitas de té de jengibre, una vez frías, bajo los ojos. Esta medida aumenta la circulación de la sangre y aporta nutrientes a los tejidos bajo los ojos, dándoles un mejor aspecto y manteniéndolos sanos. La sangre elimina las toxinas y otras impurezas que aumentan la inflamación. Como la piel que rodea los ojos es más fina que la del resto del cuerpo, los cambios en lo que a inflamación se refiere son más perceptibles. El jengibre disminuye la inflamación reduciendo los niveles de prostaglandinas y leucotrienos —que intervienen en la respuesta inflamatoria— en los tejidos. Esto reducirá el tejido de las ojeras para conseguir un aspecto más natural. Para dar soporte a la integridad estructural del tejido ocular, el jengibre estimula la producción de colágeno, de modo que el tejido graso de otras zonas no acabe tan fácilmente bajo el ojo.

85. CELULITIS

La grasa que se encuentra debajo de la piel puede hacer presión sobre el tejido conjuntivo y hacer que la piel que se encuentra en ese lugar deje de ser lisa. Esto da lugar a un aspecto de hoyuelos en la piel que muchos consideran antiestético. Es muy frecuente en las mujeres y se da sobre todo en la zona de las caderas, los muslos, las nalgas y el vientre. No es exclusivo de las personas con sobrepeso, ya que las personas delgadas también pueden padecerla. Tiene un fuerte componente genético, por lo que, si una generación la desarrolla, es probable que la siguiente también lo haga. Para reducir la aparición de celulitis, hay que mantenerse hidratado, perder peso en caso necesario y hacer ejercicio para tonificar los músculos y estimular la circulación en las zonas afectadas.

Un tejido conjuntivo fuerte y abundante evitará que las células grasas afloren a la superficie. El jengibre ayuda a mantener el tejido conjuntivo estimulando la circulación, lo que aporta más nutrientes a las células para que esté sano. También contiene vitamina C, que interviene en la formación y el mantenimiento del colágeno, una proteína que forma el tejido conjuntivo.

PASTA DE JENGIBRE CASERA
- 1 parte de jengibre fresco rallado
- 2 partes de aceite de oliva

1. Mezcla el jengibre y el aceite de oliva hasta formar una pasta.
2. Aplica la mezcla sobre la piel para estimular el flujo sanguíneo a la zona y aumentar la disponibilidad de nutrientes para que crezca tejido conjuntivo nuevo y sano.

3. Asegúrate de aclarar bien el área después. Ya sea en la playa o en el gimnasio, el jengibre hará que la piel luzca su mejor aspecto.

86. CICATRICES HIPOPIGMENTADAS
—

Una cicatriz es piel engrosada de manera permanente que se forma sobre una herida por corte, rasguño, llaga o quemadura. Si esta parte es más blanca que el tono normal de la piel, se conoce como cicatriz hipopigmentada. Estas células cutáneas han perdido la capacidad de producir melanina, que proporciona pigmentación y, por ende, color a la piel. Las cicatrices se atenúan con el tiempo, pero rara vez desaparecen por completo. Algunas son pequeñas y no causan molestia alguna. Otras son más grandes o están en lugares visibles, como la cara. Estas pueden hacer que la persona se sienta cohibida o crea que le perjudican a su atractivo físico. Existen varias maneras de disimular las cicatrices. Los *peelings* químicos, la dermoabrasión y la terapia láser son algunos de ellos. Estos procedimientos requieren visitas al médico y pueden ser caros. También conllevan el riesgo de efectos secundarios, como infección, enrojecimiento, dolor y hematomas.

El jengibre aplicado sobre la piel desencadena que las células del tejido cicatricial blanco que son incapaces de producir melanina imiten a las células pigmentadas sanas vecinas. Comienzan a producir melanina y el tejido cicatricial blanco empieza a ser sustituido por el color natural de la piel. Corta rodajas de jengibre fresco y frótalas directamente sobre la cicatriz para que los jugos naturales salgan y humedezcan el tejido cicatricial. La piel los absorberá.

Haz esto varias veces al día durante un periodo de entre seis y doce semanas. Las mejoras deberían empezar a ser visibles en pocas semanas, aunque la desaparición completa de la cicatriz blanca llevará más tiempo.

87. CORTES Y RASGUÑOS

—

Las heridas en la piel son muy frecuentes y las sufre todo el mundo. Ya sea al cortar zanahorias en dados o al resbalarse con la grava y rasparse una rodilla, los cortes y rasguños desgarran el tejido cutáneo y suelen provocar hemorragias. Si la herida es profunda, sangra mucho o tiene algún objeto incrustado, acude al médico. Sin embargo, si es leve, puede tratarse en casa. Lávate las manos con agua y jabón. Limpia el corte o rasguño con agua fría y limpia para eliminar la suciedad y los posibles restos. A continuación, lava con agua y jabón. Una vez limpia la zona, se puede aplicar una pomada antibiótica. Aquí es donde entra en juego el jengibre. Es un agente antibacteriano y puede atacar y matar cualquier bacteria que se introduzca en una herida abierta. Esto reduce las posibilidades de infección y ayuda al sistema inmunitario a curar la piel. El jengibre contiene vitamina C, que favorece la formación de colágeno para mejorar la estructura de soporte de la piel y reconstruir el tejido en el lugar de la lesión. Esto se demostró en un estudio con ratas sin pelo que recibieron una aplicación tópica con un 3 % de extracto de jengibre durante veintiún días. Las heridas superficiales por abrasión cicatrizaron más rápidamente y mostraron una mayor producción de colágeno que las ratas que no recibieron el tratamiento de jengibre.[120]

A veces, se presenta dolor e hinchazón en el corte y a su alrededor. El jengibre reduce estos síntomas disminuyendo los niveles de prostaglandinas y leucotrienos. El resultado es similar a tomar ibuprofeno.[121] Algunos cortes y rasguños cicatrizan bien; en algunos casos es posible que no se llegue a poder ver dónde te los hiciste. Otros dejan cicatrices que recuerdan para siempre el incidente. Las cicatrices se desvanecen con el tiempo, pero rara vez desaparecen del todo. El jengibre aplicado sobre la piel provoca que las células blancas del tejido cicatricial produzcan melanina. El color blanco del tejido cicatricial empieza a ser sustituido por el color natural de la piel. El jengibre puede aplicarse directamente sobre la piel (no el aceite esencial de jengibre), consumirse a diario con otros alimentos o como suplemento para apoyar al organismo durante el proceso de cicatrización de las heridas. (Véase la receta de pasta de jengibre casera en la página 115).

88. ENVEJECIMIENTO

El proceso de envejecer implica muchos cambios en el organismo. Las arterias se endurecen, los huesos pierden densidad, la memoria disminuye, la piel pierde vigor y aparecen las arrugas. El ritmo al que se produce este proceso varía de una persona a otra. La genética y las enfermedades desempeñan un papel esencial en cuándo y cómo envejecemos, pero la dieta y el estilo de vida también influyen significativamente. Hay muchas teorías sobre el envejecimiento, pero la de los radicales libres es una de las más aceptadas. Se cree que los radicales libres son los responsables de los daños relacionados con la edad en las células y tejidos. Los radicales libres son moléculas inestables que buscan activamente un electrón. Atacan a la molécula estable más cercana y se apropian de uno de sus electrones, convirtiendo también a esa molécula en un radical libre. Esto inicia una reacción en cadena de creación de radicales libres que, en última instancia, pueden acabar destruyendo la célula.

La clave para detener este deterioro reside en los antioxidantes. El jengibre contiene unos cuarenta compuestos antioxidantes. Estos les dan a los radicales libres un electrón, momento a partir del cual se paraliza el proceso degenerativo con las moléculas vecinas. Las células y los tejidos siguen vivos y el envejecimiento se ralentiza. Esto ocurre en todo el cuerpo, desde el hígado hasta la piel. Y, como ya hemos comentado, el jengibre estimula la circulación y favorece la transpiración. Estas acciones pueden favorecer el transporte de las toxinas por la sangre para que se excreten a través del sudor. Las toxinas son sustancias venenosas que favorecen las infecciones y las enfermedades y aceleran el envejecimiento. Su eliminación mantiene los tejidos sanos y en buen funcionamiento.

El jengibre también favorece la producción de colágeno. El colágeno da soporte y estructura al organismo. Es uno de los principales componentes de la piel, el cabello y las uñas, y a medida que se pierde aparecen los signos del envejecimiento. La vitamina C del jengibre interviene en la formación de colágeno. Consumir jengibre por vía oral o aplicarlo tópicamente con cremas y lociones retrasará el envejecimiento y dará un aspecto más sano y juvenil.

89. EXFOLIACIÓN
—

Exfoliarse con regularidad mantiene la piel radiante y fresca, y es un hábito saludable. El proceso elimina las células muertas de la capa más externa para dejar al descubierto la piel nueva y radiante que hay debajo. Esta piel, lisa y suave, rejuvenece de inmediato. La exfoliación suele hacerse por medios mecánicos, con una esponja vegetal, piedra pómez, un cepillo o guantes exfoliantes, o bien por medios químicos, ya sea en un spa o en la consulta de un médico. La mayoría de los tratamientos se centran en la cara, pero hacerlo por todo el cuerpo hace que toda la piel rejuvenezca y tenga un aspecto radiante. Además, este proceso permite que la crema hidratante penetre más profundamente en la piel y la hidrate mejor. Por lo tanto, parte del proceso de exfoliación consiste en utilizar un exfoliante facial o corporal.

Hay muchos tratamientos disponibles en las tiendas, pero una forma barata y muy eficaz de eliminar la piel muerta y comenzar el proceso de rejuvenecimiento cutáneo es hacer un exfoliante en casa con jengibre. El jengibre que contenga estimulará la circulación sanguínea y aportará nutrientes a la piel. Estos son necesarios para la creación de células nuevas y sanas y para eliminar las toxinas que pueden hacer que la piel tenga un aspecto cetrino y envejecido. El jengibre tiene propiedades antibacterianas, por lo que cualquier afección cutánea, como el acné, se beneficiará de la destrucción de las bacterias y permitirá que la piel se cure. Es importante proteger las células nuevas que el proceso de exfoliación hace aflorar. El jengibre se encarga precisamente de esto. Contiene más de cuarenta antioxidantes y protege a la piel de los daños solares causados por los radicales libres.

EXFOLIANTE CASERO DE JENGIBRE
- 1 cucharada de jengibre fresco rallado
- 1 cucharada de zumo de lima recién exprimido
- ¼ de vaso de sal marina

1. Mezcla todos los ingredientes.
2. Aplica la pasta sobre la piel y frota suavemente. Aclara con agua tibia.

90. FRAGANCIA

Algunas personas tienen más afinidad por los olores dulces, otras se inclinan por los florales, mientras que otras prefieren los aromas almizclados o amaderados. Afortunadamente, no faltan fragancias para todos los gustos y estados de ánimo. Se añaden a una gran variedad de productos, desde cosméticos y productos de limpieza hasta bolsas de basura y pañuelos de papel. Cuando se menciona *fragancia* o *perfume* como ingrediente de un producto, la mayoría de las veces se trata de una combinación de sustancias químicas aromáticas. Hay más de cinco mil sustancias químicas aromáticas diferentes que se utilizan para aportar olor. Sin embargo, algunas de estas, si son sintéticas, pueden causar dermatitis, alterar las hormonas o incluso resultar tóxicas para el cerebro. Asegúrate de leer los ingredientes y trata de evitar las fragancias sintéticas. Los productos que utilizan aceite esencial de jengibre como aroma te proporcionarán los beneficios de un producto aromático sin los efectos secundarios nocivos de las fragancias sintéticas. La mayoría de los que utilizan el olor a jengibre por sus notas frescas y a limón emplean el aceite esencial del rizoma.

Compra aceite esencial de jengibre y combínalo con otros aceites esenciales para crear un perfume único y personal. Mezcla diez gotas de aceite esencial de jengibre con lavanda y jazmín en una cucharada de aceite de jojoba. Guárdalo en un recipiente que no deje pasar la luz y que sea hermético. Se trata de un aceite bastante concentrado, por lo que se recomienda utilizarlo con moderación, aplicando una gota en las muñecas. Otros olores que combinan bien con el jengibre son la naranja, el limón, la lima, el pino, la nuez moscada, el clavo y la canela.

91. PERFILADOR DE LABIOS

—

Tener unos labios prominentes y carnosos está de moda hoy en día. Las mujeres (en su mayoría) acuden a expertos en cirugía estética para aumentar la forma natural de sus labios. El colágeno, las inyecciones de grasa y los implantes fueron populares durante un tiempo, pero ahora se prefiere el ácido hialurónico. Este relleno dérmico se inyecta en los labios y alrededor de la boca para aumentar su volumen. Es una sustancia natural del organismo y tiene menos efectos secundarios que los métodos antiguos. Sin embargo, puede producir hinchazón, hematomas, dolor en el lugar de la inyección, alergias, irregularidades en la forma del labio e infecciones.

Para conseguir temporalmente ese aspecto sin los efectos secundarios ni la friolera de lo que puede llegar a costar, prueba a preparar en casa un ungüento con jengibre y otros ingredientes en un aceite portador. Las líneas de expresión se atenuarán y darán un aspecto más juvenil. El jengibre de la receta estimula la circulación y lleva más sangre a la zona, abriendo los vasos sanguíneos y creando unos labios más carnosos y sonrosados. La canela tiene un efecto similar sobre la piel y provoca una ligera hinchazón y coloración, mientras que la menta refresca y calma la piel. El aceite de coco actúa como portador de los ingredientes, pero también es un maravilloso hidratante.

RELLENADOR DE LABIOS DE JENGIBRE
- ¼ de cucharadita de jengibre molido
- ¼ de cucharadita de canela molida
- 3 cucharadas de aceite de coco derretido
- 2 gotas de aceite esencial de menta piperita

1. Mezcla el jengibre y la canela molida en el aceite de coco derretido. Añade el aceite esencial de menta.
2. Mezcla bien y aplica en los labios durante unos minutos. Debe notarse una ligera sensación de calor y hormigueo.
3. Aclara la zona. Los labios se sentirán más suaves y carnosos y tendrán un aspecto sonrosado. Guarda el producto restante en un recipiente hermético, en un lugar fresco y oscuro.

92. QUEMADURAS

Una quemadura produce daños en la piel y en ocasiones también en los tejidos subyacentes, ya sea a causa de la luz solar, el calor, los productos químicos, la electricidad o la radiación. Existen tres tipos de quemaduras. Las de primer grado afectan a la capa externa de la piel y causan inflamación, enrojecimiento y dolor leves. Las de segundo grado dañan la capa externa de la piel y la capa subyacente. Se caracterizan por ampollas, enrojecimiento y dolor. Las quemaduras de tercer grado son las más graves y dañan la capa más profunda del tejido cutáneo. Tienen un aspecto blanco y correoso. El tratamiento de las primeras consiste en limpiar la herida, aplicar crema antibiótica y analgésicos. En cambio, las más graves deben ser tratadas por un profesional médico.

El jengibre puede utilizarse para sustituir tanto la crema antibiótica como los analgésicos en el tratamiento de las quemaduras leves. Se trata de un remedio que se tiene a mano, es barato y puede prepararse en casa. El jengibre reduce los niveles de prostaglandinas y leucotrienos que causan inflamación y el consiguiente dolor. Esto ayuda a reducir la hinchazón del tejido quemado y disminuye el enrojecimiento y el dolor. También es un agente antibacteriano contra cualquier bacteria que encuentre su camino a través de la piel dañada. Esto reduce las posibilidades de infección y ayuda al sistema inmunitario a curar la quemadura. Esto se demostró en un estudio con ratas sin pelo que se sometieron a un pretratamiento con una aplicación tópica de un 3 % de extracto de jengibre durante veintiún días. Las heridas por abrasión superficial se curaron más rápidamente y mostraron una mayor producción de colágeno que las ratas que no habían recibido la dosis de jengibre.[122] La estructura de soporte de la piel quemada se ve reforzada por la vitamina C del jengibre, que favorece la formación de colágeno y la reconstrucción del tejido quemado. Los nutrientes llegan más rápidamente al tejido dañado con la ayuda del jengibre. Favorece la circulación y el flujo sanguíneo para que las células de la piel dispongan de los compuestos que necesitan para generar tejido cutáneo.

Durante el proceso de cicatrización, se forma mejor el tejido cicatricial. El jengibre aplicado sobre la piel provoca que las células blancas del tejido cicatricial, incapaces de producir melanina, imiten a las células pigmentadas sanas vecinas. Tras la aplicación de jengibre, las células comienzan a producir melanina y el color blanco del tejido cicatricial empieza a verse sustituido por el color natural de la piel. El jengibre ayuda a que crezca nuevo tejido cutáneo en el lugar de la quemadura, previene contra las infecciones, reduce el dolor y la hinchazón y devuelve al tejido cicatricial blanco su color normal.

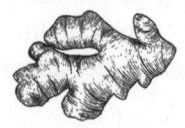

93. REJUVENECIMIENTO

El envejecimiento cambia la apariencia de la piel. La textura suave y tonificada de la juventud se pierde y la piel se siente más seca, más fina y más frágil. Aparecen sutiles líneas en la frente y alrededor de la boca que acaban formando arrugas. La exposición al sol durante toda la vida contribuye en gran medida a acelerar su envejecimiento. Los rayos UV rompen las fibras de la piel y hacen que pierda elasticidad, por lo que se estira y se acaba descolgando. Existen muchos tratamientos caros, como el láser y los *peelings* químicos, que eliminan la capa superficial de células cutáneas para mejorar la textura, alisar las arrugas y reducir el aspecto de manchas y cicatrices. Un tratamiento tópico con una mascarilla de jengibre puede tener efectos similares y puede hacerse en casa.

El jengibre tiene propiedades antienvejecimiento que contribuyen a mantener una piel radiante. Aumenta la circulación para que más células sanguíneas se desplacen a la superficie de la piel, aportando oxígeno y nutrientes. Estos estimulan la producción de células cutáneas nuevas y sanas que sustituyen a las muertas y dan un mejor aspecto. El jengibre tiene un efecto rellenador en la piel, que se nota en la piel envejecida que ha perdido gran parte de los depósitos de grasa. Las arrugas se alisan por el efecto rellenador, pero también porque el jengibre contiene vitamina C, que favorece la formación de colágeno y reafirma la piel.

El acné en adultos no es infrecuente y esta mascarilla de jengibre ayuda a combatirlo gracias a sus propiedades antibacterianas y antiinflamatorias, lo que se traducirá en un cutis más uniforme y de mejor apariencia. En un estudio reciente se probó una crema corporal que contenía aceites esenciales, incluido el jengibre, en veintinueve voluntarios sanos. La piel se vio significativamente más tersa. Se sugiere su uso en productos de *spa* y cosméticos para rejuvenecer la piel.[123]

MASCARILLA DE JENGIBRE
- 1 parte de jengibre en polvo
- 1 parte de miel
- 1 parte de zumo de limón recién exprimido

1. Mezcla el jengibre, la miel y el zumo de limón a partes iguales. Refrigera la pasta para que se espese.
2. Extiende la mascarilla sobre el rostro, excepto en los ojos. Relájate durante veinte minutos y, a continuación, aclara la mascarilla con agua tibia. La piel debe sentirse hidratada, estimulada y suave al tacto.

94. TONIFICAR E HIDRATAR

Una piel tonificada e hidratada da aspecto de juventud. Una textura lisa y uniforme, sin imperfecciones, manchas oscuras, cicatrices de acné ni manchas, es el sello distintivo de la belleza, algo que todo el mundo desea. Llevar un estilo de vida sano, comer correctamente, hacer ejercicio y dormir lo suficiente ayuda a conseguirlo. Sin embargo, el envejecimiento hace que la piel empiece a descolgarse y se formen arrugas. La piel pierde lustre y vigor. A menudo se necesita hacer algo.

El jengibre estimula la producción de colágeno para mejorar la firmeza y elasticidad de la piel. Esto reduce la flacidez, las primeras líneas y posteriores arrugas. El resultado es una piel más tersa y joven. Sus numerosos antioxidantes impiden que los radicales libres de los rayos UV y las toxinas dañen las células cutáneas. Las células nuevas y sanas de la superficie de la piel dan un aspecto más luminoso y radiante. Cualquier toxina presente en este tipo de células desaparecerá más rápidamente por el aumento del flujo sanguíneo a través del tejido cutáneo que ayuda a generar el jengibre. Más sangre implica más nutrientes a las células para que puedan regenerarse y funcionar de forma óptima. Beber jengibre en infusión ayudará a hidratar la piel. Además, el aceite esencial de jengibre puede añadirse al aceite de jojoba y aplicarse en el rostro como hidratante de penetración profunda sin obstruir los poros.

UN PELO PRECIOSO

95. ACONDICIONAR Y PROTEGER EL CABELLO

La cabeza humana tiene entre 100.000 y 150.000 cabellos. Son muchos que cuidar. Cada pelo consta de tres capas: la capa exterior, o cutícula, protege las dos capas interiores. Cuando el pelo está sano, las escamas de la cutícula se superponen firmemente y protegen las capas internas. Sin embargo, cuando se daña, las escamas de la cutícula se desprenden y dejan al descubierto las capas inferiores. El pelo parece seco y sin brillo y puede romperse con facilidad. Ahora bien, las capas internas pueden dañarse por la exposición a los rayos UV del sol, el calor, la contaminación, el cloro o cualquiera de las diversas sustancias químicas que se encuentran en los productos y tratamientos capilares.

Para aumentar y retener la humedad, se puede aplicar directamente sobre el cabello aceite esencial de jengibre mezclado con aceite de jojoba. El jengibre aporta zinc y hierro, ambos necesarios para crear una estructura capilar sana. El aceite de jengibre, con una gran capacidad hidratante, combinado con el aceite de jojoba penetra profundamente en el tallo capilar para proporcionar hidratación en su núcleo y una barrera protectora en la cutícula externa para retener la humedad.

96. CAÍDA DEL CABELLO

El vello puede crecer en todo el cuerpo, excepto en las palmas de las manos y las plantas de los pies. Se invierten incontables horas y dinero intentando eliminar el vello del cuerpo, salvo el de la cabeza, que tanta gente trata de mantener. Un pelo sano, brillante y lustroso es un signo de belleza y una forma de expresión personal y de moda. La caída del cabello es frecuente en los hombres, aunque también puede darse en mujeres y niños. A medida que se cae el pelo y aparecen calvas, la persona puede sufrir una ansiedad importante y sentirse vulnerable o poco atractiva. Se produce cuando los folículos pilosos de la cabeza dejan de producir nuevas células capilares. La herencia desempeña un papel importante en la caída del cabello y afecta a la edad a la que comienza, el ritmo al que se produce y el patrón que adopta. Los medicamentos, las enfermedades y los cambios hormonales también pueden provocar una caída indeseada del cabello. Para contrarrestarla, muchas personas utilizan medicamentos para tratar de estimular el crecimiento o frenar la pérdida. Otras se someten a cirugía y se trasplantan al cuero cabelludo pequeñas porciones de piel que contienen el folículo piloso. Esto puede conllevar efectos secundarios, como taquicardia, disfunción sexual, dolor, infección y cicatrices.

El jengibre es un tratamiento alternativo que puede estimular el crecimiento del cabello. Aumenta la circulación sanguínea en el cuero cabelludo, aportando nutrientes a las células de la piel para que sigan funcionando, dividiéndose y creciendo. Las zonas del cuero cabelludo que sufren la caída pueden empezar a generar vello. Y todo ello sin efectos secundarios nocivos.

ACEITE CAPILAR DE JENGIBRE
- 1 parte de jengibre fresco rallado
- 1 parte de aceite de jojoba

1. Mezcla el jengibre con el aceite de jojoba. Aplica sobre el cuero cabelludo y deja actuar unos 30 minutos.
2. Aclara y lava con champú. Hazlo varias veces a la semana y empieza a ver resultados en un mes.

97. CASPA

La caspa es una enfermedad crónica caracterizada por la descamación de las células de la piel del cuero cabelludo. Se manifiesta en forma de escamas blancas y de aspecto aceitoso en el pelo y los hombros. No es una enfermedad peligrosa, pero puede resultar embarazosa para algunas personas. La caspa suele empeorar en otoño e invierno, cuando el cuero cabelludo está expuesto a un aire exterior más seco y frío y a un aire interior más cálido, lo que reduce la humedad de la piel. Puede deberse a no lavarse el pelo con suficiente champú, de modo que las células muertas de la piel se mezclan con los aceites. Esto provoca una acumulación y posterior desprendimiento de estas células en forma de caspa.

Los hongos en el cuero cabelludo pueden irritar la piel de algunas personas y provocar una sobreproducción de células cutáneas, que se desprenden en forma de caspa. La piel seca puede provocar la aparición de escamas más pequeñas y secas. Una de las causas más comunes de la caspa es la dermatitis seborreica. Se trata de una afección según la cual la piel grasa se cubre de escamas blancas o amarillas. Los casos leves son fáciles de tratar con una limpieza diaria para reducir la grasa y la acumulación de células cutáneas. Otros casos, en cambio, son más difíciles y pueden necesitar champús medicinales. Algunos champús contienen agentes antifúngicos y antibacterianos para eliminar los microbios. Otros ralentizan la tasa de mortalidad de las células cutáneas para reducir la acumulación y la descamación.

El jengibre tiene compuestos que destruyen los hongos y las células fúngicas. El picor y la caspa que se puedan sufrir se reducirán considerablemente o incluso desaparecerán por completo. Sus compuestos antiinflamatorios reducen la irritación del cuero cabelludo que causa la piel roja y sensible, otros síntomas asociados a este tipo de afecciones.

Si la piel seca es la causante, el jengibre también puede ayudar. Aumenta la circulación sanguínea en el cuero cabelludo, nutriendo e hidratando las células y eliminando toxinas. El jengibre favorece un ritmo saludable de renovación celular, de modo que las células muertas de la piel se desprenden a una velocidad normal.

La medicina ayurvédica utiliza desde hace mucho tiempo el jengibre para tratar la caspa. Si el origen de esta afección es el hongo causante de la dermatitis seborreica, adopta el siguiente tratamiento para aliviarla.

TRATAMIENTO DE LA CASPA CON JENGIBRE
- 3 gotas de aceite esencial de jengibre
- 2 cucharadas de aceite de sésamo

1. Mezcla el aceite esencial de jengibre y el aceite de sésamo. Masajea el cuero cabelludo durante 10 minutos.
2. Después, aclara el cuero cabelludo y lava masajeando suavemente con champú. Repite este proceso al menos tres veces por semana para conseguir unos buenos resultados.

98. PUNTAS ABIERTAS

La capa externa del tallo del pelo se llama *cutícula*. Es muy resistente y está formada por capas superpuestas de una proteína conocida como queratina. Esta protege las capas internas y es lo que da flexibilidad y volumen al cabello. La cutícula puede dañarse a causa de los productos químicos, los rayos UV, el cloro, el calor o el estrés físico, como el cepillado frecuente y enérgico o el uso de extensiones. Cuando esta se daña, ya no puede mantener unido el tallo del cabello y se divide. Las puntas abiertas dan el aspecto de un cabello seco, quebradizo, encrespado o rebelde.

Se puede aplicar una solución hecha con jengibre fresco picado y aceite de aguacate en el extremo del cabello para prevenir las puntas abiertas. Esta aporta humedad gracias a la combinación de ambos aceites y crea una barrera protectora para mantener la hidratación.

MASCARILLA CAPILAR DE JENGIBRE
- 5 cm de raíz de jengibre fresco
- ¼ de vaso de aceite de aguacate

1. Pica el jengibre y ponlo al baño maría junto con el aceite de aguacate.
2. Calienta a fuego medio-bajo durante 20 minutos para que los extractos del jengibre pasen al aceite de agua-

cate. Este último es muy estable al calor, por lo que este método no alterará ninguna de las propiedades del aceite.

3. Enfría la mezcla a temperatura ambiente y aplícala directamente en las puntas del cabello. Deja actuar durante 15 minutos y aclara. Este tónico proporciona un cabello suave e hidratado con el beneficio añadido de un brillo increíble.

UÑAS IMPRESIONANTES

99. FORTALECER LAS UÑAS

Las uñas están formadas por células muertas de la piel y se parecen al cabello en que se componen principalmente de la proteína queratina. Tener unas uñas fuertes y brillantes es signo de salud y vitalidad. Las uñas artificiales y los esmaltes ocultan las uñas naturales, que pueden verse afectadas. Pueden aparecer manchas, estrías, líneas o surcos, o ser pálidas, amarillas o rojas en lugar del tono rosado esperado. Las uñas débiles pueden ser un indicador de la salud general de una persona y muchos de los problemas se derivan de un mal funcionamiento del aparato digestivo.

El jengibre ayuda al sistema digestivo a absorber los nutrientes adecuados de los alimentos y a eliminar las toxinas. El 70 % del sistema inmunitario se encuentra en el intestino. Un intestino sano es reflejo de un sistema inmunitario sano y un organismo sano produce uñas bonitas. La nutrición es muy importante para el desarrollo de unas uñas fuertes y el jengibre puede aportar muchos de los nutrientes esenciales necesarios. Si las uñas tienen estrías, es síntoma de que se necesita más magnesio. Si hay manchas blancas, hay que consumir más zinc. Las uñas quebradizas requieren más calcio y las que tienen forma de cuchara pueden mejorarse con hierro. Consumir jengibre en la dieta también aumentará el suministro de antioxidantes listos para proteger al organismo del estrés oxidativo, que se deja sentir en todas las células del cuerpo, incluidas las células que regeneran las uñas. Un cuidado preventivo garantizará que tus uñas crezcan bonitas y sean menos propensas a sufrir problemas.

100. HONGOS EN LAS UÑAS

Las infecciones por hongos son muy frecuentes y pueden infectar cualquier parte del cuerpo. Cuando los hongos atacan las uñas de las manos o los pies, pueden empezar a aparecer manchas blancas o amarillas. A continuación, estas manchas se fusionan para formar parches y se extienden. Las uñas se vuelven más gruesas, quebradizas o pierden color, y los bordes empiezan a resquebrajarse. Los síntomas se manifiestan lentamente y pueden acabar provocando que la uña se desprenda de la piel y se caiga.

En realidad, las infecciones fúngicas pueden ser un signo de crecimiento excesivo de *Candida* en el organismo. La *Candida albicans* es un hongo muy común en los seres humanos y puede crecer sin control en personas con sistemas inmunitarios debilitados. Las bacterias buenas del intestino no son capaces de competir con la *Candida* y puede comenzar una invasión sistémica, que, en ocasiones, se manifiesta como una infección fúngica de las uñas. Existen tratamientos de venta libre, pero no siempre son eficaces y la probabilidad de reaparición es alta. A veces se utilizan antifúngicos orales recetados que permiten que el nuevo crecimiento de la uña esté libre de hongos. Se trata de un proceso lento que puede conllevar diversos efectos secundarios, desde erupciones cutáneas hasta enfermedades hepáticas. Se utilizan lociones y cremas medicinales, pero pueden tardar un año en eliminar los hongos. La uña también puede extirparse quirúrgicamente, pero su crecimiento posterior es lento.

El jengibre es un conocido agente antifúngico que se utiliza por vía tópica u oral en el tratamiento de las infecciones fúngicas. Los estudios de laboratorio sobre los efectos de los extractos de jengibre en la *Candida albicans* muestran que reduce significativamente[124] o elimina por completo el hongo y disminuye la cantidad de endotoxinas que este produce.[125] La eficacia del jengibre es doble; puede utilizarse directamente sobre la uña para eliminar el hongo, así como desde dentro del organismo para ayudar a aumentar el número de bacterias beneficiosas en el intestino y evitar que el hongo crezca en exceso y cause infección. Los hongos de las uñas desaparecerán y es poco probable que vuelvan a manifestarse. Añade jengibre a tu dieta y aplica pasta de jengibre fresco en la uña afectada. Su uso regular eliminará la infección.

101. MANCHAS AMARILLAS
—

Las uñas amarillas pueden deberse a distintas afecciones, pero la causa más común es la infección por hongos. Algunas infecciones bacterianas pueden amarillear las uñas, al igual que el tabaco, el uso excesivo de tintes y determinadas alergias o enfermedades, como el conocido como síndrome de las uñas amarillas. Los cambios en el aseo y en los hábitos de vida (como dejar el tabaco) pueden hacer que crezcan uñas nuevas sin una coloración extraña. Ahora bien, si la causa es desconocida, debe acudirse al médico.

Aunque las recomendaciones aludidas ayudarán a prevenir las uñas amarillas en el futuro, hay ciertos tratamientos para combatirlas que pueden hacerse con jengibre. Si la causa es un hongo, el jengibre puede eliminarlo gracias a sus compuestos antifúngicos.[126] Se puede aplicar directamente sobre la uña en forma de pasta o ingerirse para que actúe desde dentro del organismo. Su uso regular eliminará la infección. El jengibre ayuda a aumentar el número de bacterias buenas en el intestino, lo que impide el crecimiento excesivo de hongos. Los hongos de las uñas desaparecerán y es poco probable que vuelvan a aparecer, ya que se habrá eliminado la fuente de la infección. El sistema inmunitario funcionará mejor para evitar el crecimiento excesivo de hongos en el futuro. Las fuentes bacterianas que provocan las uñas amarillas pueden tratarse del mismo modo gracias a los compuestos antibacterianos del jengibre. Si la causa es otra, como pintarse las uñas con demasiada frecuencia o fumar, remojar las uñas en *ginger ale* durante diez minutos al día durante una semana las blanqueará, dándoles un aspecto brillante y limpio.

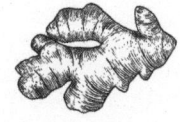

NOTAS